MICHEL MONTIGNAC

ICH TRINKE
JEDEN TAG WEIN
UM GESUND ZU BLEIBEN

VORWORT VON PROF. DR. KLAUS JUNG

AUS DEM FRANZÖSISCHEN VON
CHRISTIANE SCHOELZL UND LIANE SCHUMPA

ARTULEN-VERLAG
Erste deutsche Auflage 1996

ARTULEN-VERLAG, OFFENBURG
Luisenstraße 4
D-77654 Offenburg
Telefon: (0781) 948 18 83
Fax: (0781) 948 17 82
Erste deutsche Auflage 1996

Vom selben Autor sind folgende Bücher erschienen:
Essen gehen und dabei abnehmen
Ich esse, um abzunehmen
Montignac Rezepte und Menüs
Gesund mit Schokolade

© 1996 Artulen-Verlag , Offenburg
Alle Rechte vorbehalten

Titelbild: Gerriet van Honthorst (1592-1626):
Glücklicher Violonist, um 1624,
Öl auf Leinwand,
© „Fundación Colección Thyssen-Bornemisza, Madrid"
Layout: Rotation Verlags-Service Zerling & Heßling, Berlin
Druck: Druckhaus Beltz, Hemsbach/Bergstraße
Gedruckt auf umweltfreundlichem Papier
Printed in Germany

ISBN 3-930989-01-8

ICH TRINKE
JEDEN TAG WEIN
UM GESUND ZU BLEIBEN

Danksagungen

Dieses Buch hat die Mitarbeit von Fachleuten
erforderlich gemacht, die uns hilfreich zur Seite standen.

Mein besonderer Dank gilt deshalb:

Hermann Able, Autor und Weinfreund

und dem

Deutschen Weininstitut in Mainz

Wein ist ein göttliches Getränk,
das lehrt uns die Bibel.
Wein ist ein königliches Getränk,
das bezeugt die Geschichte.
Wein ist ein Getränk der Dichter und Denker,
das beweist die Literatur.
Wein ist ein Getränk der Kaufleute,
das bestätigen die Bilanzen.
Wein ist ein Getränk für jedermann,
das zeigt seine Alltäglichkeit.

Hermann Able

VORWORT

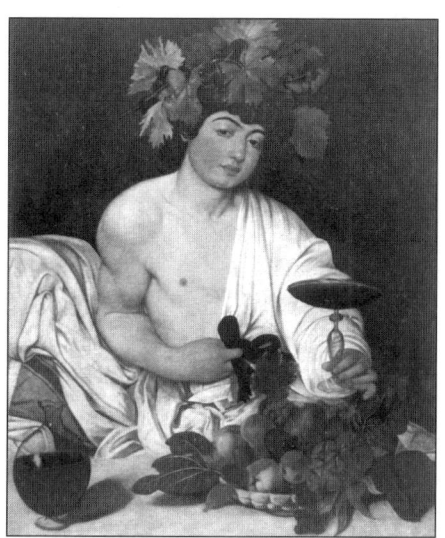

Caravaggio (1573 – 1610):
Jugendlicher Bacchus
(Ausschnitt)

VORWORT

In drei früheren Büchern „Ich esse um abzunehmen", „Essen gehen und dabei abnehmen", und „Montignac Rezepte und Menüs" hat sich der Autor intensiv mit den Ernährungsgewohnheiten der feinen Französischen Küche auseinandergesetzt, welche – im Gegensatz zu der Ernährungsweise in den USA – trotz Wohlgeschmack und Verzicht auf Verbote mit einer extrem niedrigen Herzinfarkterkrankungs- und Sterblichkeitsrate einhergeht. Montignac's Ernährungsmethode beruht eben nicht auf Einschränkungen, wie es bei herkömmlichen Diäten der Fall ist, sondern auf der richtigen Auswahl. Nicht die Quantität (15 % Proteine, 55 % Kohlenhydrate und 30 % Lipide wie üblich) ist für ihn entscheidend, sondern die Qualität der Lebensmittel (Kohlenhydrate mit einem niedrigen glykämischen Index; wertvolle Lipide wie Fisch, Olivenöl und Gänsefett; pflanzliche Proteine). Schon beim Einkauf, aber auch bei der Aufbewahrung und Zubereitung von Lebensmitteln ist auf den Nährstoffgehalt zu achten. Zu den von ihm besonders empfohlenen Lebensmitteln gehören Knoblauch, Fisch, Joghurt, Olivenöl, Bierhefe und Weizenkeime. Zu den Lebensmitteln mit ungerechtfertigt verkannten bzw. abgelehnten Ernährungseigenschaften zählen Wein, Schokolade, Gänseleber, Gänsefett und Rohmilchkäse.

Montignac's Ernährungsempfehlungen entsprechen weitgehend der sogenannten Mittelmeerdiät, die in den letzten Jahren Anerkennung fand, weil sie Herz-Kreislauf-Erkrankungen vorbeugt und die auch als Montignac-Methode in die Literatur eingegangen ist.

In seinem neuesten Werk wendet sich der Autor einer detaillierten Aufarbeitung aller vorliegenden Erkenntnisse bezüglich der vielfaltigen gesundheitlich positiven Aspekte eines mäßigen, aber regelmäßigen Weingenusses zu. Diese Zusammenhänge sind seit der zunehmenden Prohibition im vergangenen Jahrhundert, verstärkt durch wissenschaftliche Erkenntnisse über Suchtverhalten und Alkoholkrankheit, lange vernachlässigt worden. Erst in den letzten Jahren mehren sich Hinweise dafür, daß mäßiger, aber regelmäßiger Weinkonsum nicht nur nicht zu Krankheiten führen muß, sondern im Gegenteil zusammen mit regelmäßiger körperlicher Ertüchtigung und unter Berücksichtigung einer Vollwertkost ganz wesentlich zur Gesunderhaltung von Körper und Geist beitragen kann.

In den individuell optimal dosierten (mäßigen) Mengen wirkt sich Wein auf alle Organsysteme positiv aus. So wird eine Speichel-, Saft- und Fermentabsonderung im Magen-Darm-Kanal bewirkt, die den Appetit anregt und die Verdauung fördert. Die verstärkte Produktion von Magensäure, eine Förderung der Durchblutung und eine Zunahme der Peristaltik verstärken den Effekt. Folge ist die Erhöhung der Resorption, eine verbesserte Verstoffwechselung, keineswegs einhergehend mit einer Gewichtszunahme, wie der Autor verständlich und nachvollziehbar ausführt.

Im Bereich des Herz-Kreislauf-Systems liegen die meisten Erkenntnisse der vergangenen Jahre vor. So kommt es zu einer Herabsetzung der Plättchenaggregation, einer Verringerung der Thromboseneigung, einer Förderung der gerinnselauflösenden Aktivität, einer Ökonomisierung der Herzarbeit und damit einer Herabsetzung des Sauerstoffbedarfs, einer Anhebung des herzschutzwirksamen HDL-Cholesterins wie einer Abnahme des herzinfarktfördernden LDL-Cholesterins, einem Abfall des koronaren Gefäßwiderstandes und damit Anstieg des Blutflusses in die Herzkranzgefäße und einer Verminderung des Sympathikusantriebs.

Alles zusammen ergibt einen sehr effektiven Herzschutz. Wissenschaftler stellten eine Abnahme der tödlichen Gefährdung durch Herzinfarkt um 20 bis 40 Prozent, der Gesamtsterblichkeit um 10 bis 20 Prozent fest.

Im Bereich des Bewegungsapparates wird der Calcium-Stoffwechsel angeregt, die Knochendichte nimmt zu. Dies ist als wirksamer Schutz gegen die Entwicklung einer Osteoporose anzusehen.

Auch das Immunsystem profitiert vom mäßigen, aber regelmäßigen Weinkonsum. So wurde eine spürbare Erhöhung der Widerstandskraft gegen Infekte des Nasen-Rachen-Raumes, des Magen-Darm-Kanals, der ableitenden Harnwege und der Haut festgestellt. Rheumatische Krankheiten treten seltener auf, die Stresstoleranz verbessert sich. Eine Erhöhung der Zahl und Aktivitätssteigerung von Antioxidantien wird in

Zusammenhang gebracht mit einer Herabsetzung des Alterungsprozesses sowie einer Verringerung der Krebsmortalilität, wofür besonders die im Wein enthaltenen Anthozyane, das Resveratrol Magnesium, Eisen, Milchsäure und bestimmte Vitamine zuständig sein sollen.

Wein hat jedoch nicht nur gesundheitliche Aspekte, wenn diese auch wichtig und angenehm sind, sondern ebenso kulturelle, religiöse und traditionelle, wie hier sehr deutlich aufgezeigt wird. Sie hängen zum Großteil eng zusammen mit den Auswirkungen auf das Nervensystem. In mäßigen Mengen bewirkt Wein eine Verlangsamung des altersbedingten Abbaus von Gehirnfunktionen, eine Erhöhung der geistigen Frische, eine Herabsetzung des Alterungsprozesses, eine Anhebung der geistigen Leistungsfähigkeit, eine deutliche Zunahme von Kreativität und Phantasie, eine Erweiterung des geistigen Horizontes und des Bewußtseinszustandes. Dies ist auf eine verstärkte Vasodilatation und damit eine bessere Hirndurchblutung durch erhöhte Sauerstoffzufuhr zurückzuführen und bewirkt eine stärkere Vernetzung einzelner Hirnaktivitäten sowie eine Zunahme der assoziativen Kapazität.

So wie die Montignac-Methode im Ernährungsbereich einen wichtigen, unbestreitbaren Beitrag darstellt, tragen auch seine Erkenntnisse zum müßigen, regelmäßigen Weinkonsum und seinen nicht nur subjektiv angenehmen Effekten, sondern auch objektiv nachvollziehbaren Auswirkungen auf die Gesundheit wesentlich dazu bei, bisher ungelöste Fragen auf wissenschaftliche und rationale Art und Weise zu beantworten.

Ich bin sicher, daß in den nächsten Jahren weitere Erkenntnisse über die positiven Auswirkungen eines mäßigen, aber regelmäßigen Weingenusses hinzukommen werden, welche Michel Montignac bestätigen werden. Er hat recht damit, beharrlich an seinen Erkenntnissen zur Ernährung, wozu auch der Wein gehört, festzuhalten.

Prof. Dr. med. Klaus Jung
Leiter der Abteilung Sportmedizin
Johannes Gutenberg-Universität
Mainz

EINLEITUNG

Sonntag, 17. November 1991. Es ist kurz vor 19 Uhr, und die 40 Millionen treuer Fernsehzuschauer von „Sixty minutes", der bekanntesten Sendung von CBS, machen es sich vor dem Bildschirm bequem.

Eine Stunde später steht Amerika unter Schock, denn die Nachricht, die eine der Reportagen im Programm ihnen übermittelt hat, ist sehr verwirrend.

Die Amerikaner haben soeben die Ergebnisse einer wichtigen und langdauernden Studie erfahren, die die WHO (die Weltgesundheitsorganisation) weltweit durchgeführt hat. Darin werden die unterschiedlichen Risikofaktoren für Herz-Kreislauf-Erkrankungen in den einzelnen Ländern untersucht.

Eines von ihnen hebt sich sehr stark von den anderen ab: Frankreich.

Das Risiko für Herz-Kreislauf-Erkrankungen ist tatsächlich für die Franzosen mehr als dreimal geringer als für die Amerikaner.

Das „französische Paradoxon" ist da!

Diese Nachricht ist wirklich paradox für Amerika. Denn bisher hat man in diesem Land behauptet, daß das Risiko für Herz-Kreislauf-Erkrankungen eng mit einem erhöhten Cholesterinspiegel verbunden sei, der wiederum von einem übermäßigen Fettverzehr abhänge.

Nun ist es in der Tat überraschend, daß die Franzosen einen durchschnittlichen Cholesterinspiegel haben, der dem der Amerikaner gleicht, daß sie aber eher mehr Fette zu sich nehmen.

Weshalb ist dann für einen Franzosen das Risiko für Herz-Kreislauf-Erkrankungen geringer als für einen Amerikaner?

Die Antwort der Wissenschaftler schlägt ein wie eine Bombe: Weil die Franzosen Wein trinken! Elfmal mehr als die Amerikaner.
Der Wein soll also unbestreitbar Schutzwirkungen auf dem Gebiet des Herz-Kreislauf-Systems haben, dessen Erkrankungen eine der Haupt-Todesursachen in den westlichen Ländern darstellen.

Diese Enthüllung vor der breiten Öffentlichkeit ist für eine gute Zahl von Wissenschaftlern, die seit langen Jahren an diesem Thema arbeiten, nicht ganz neu. Schon 1786 notierte der englische Arzt Heberden, daß der Wein die Schmerzen seiner Patienten erleichterte, die an Angina pectoris litten.

Vor weniger langer Zeit, in den 70er Jahren unseres 20. Jahrhunderts, wäre die Tatsache, von günstiger Wirkung des Weines auf die Gesundheit zu sprechen, als schlechter Witz bezeichnet worden. Dabei nahm zur selben Zeit schon eine Fülle an internationaler naturwissenschaftlicher und medizinischer Literatur Bezug auf epidemiologische Studien und belegte Untersuchungen, die angaben, daß Wein das Herz-Kreislauf-System schütze.

Ursprünglich glaubte man, daß der Alkoholbestandteil des Weines dafür verantwortlich sei – sodaß manch einer annahm, alle anderen alkoholischen Getränke neben dem Wein könnten dieselbe Schutzwirkung haben.

Zahlreiche Studien haben gezeigt, daß das nicht stimmt. Nur der Wein erlaubt einen optimalen Schutz des Herz-Kreislauf-Systems – jedoch nur, wenn er unter bestimmten Bedingungen genossen wird: Man soll Wein (bevorzugt Rotwein) regelmäßig (zu jeder Mahlzeit) und mäßig (zwei bis vier Gläser pro Tag) trinken.

Wenn man nur ab und zu Wein trinkt, z.B. am Wochenende, wie es die meisten Angelsachsen tun, so hat er überhaupt keine günstige Wirkung. Im Gegenteil, dies kann sogar gefährlich sein. Das plötzliche Aufhören des Trinkens am Montag kann eine starke Blutgerinnung bewirken, die das Entstehen von Blutgerinnseln begünstigt, was zu einem erhöhten Infarktrisiko führt.

Doch der Wein hat nicht nur positive Auswirkungen in bezug auf Herz-Kreislauf-Erkrankungen, auch wenn dies der Aspekt ist, der hauptsächlich dargelegt und durch die Medien verbreitet worden ist.

Seit der Antike sind die medizinischen Heilwirkungen des Weines reichlich erörtert und angewandt worden, sodann aber mit dem Entstehen des modernen Arzneibuches nach und nach in Vergessenheit geraten.

Heute lassen uns wissenschaftliche Studien die therapeutische Heilwirkung des Weines wiederentdecken, besonders auf dem Gebiet der Verdauung und der Infektbehandlung.

Außerdem soll der Wein ein wirksames Anti-Streß-Mittel sein und helfen, vorzeitigem Altern vorzubeugen.

Die Franzosen müßten sich also freuen, daß ihr Land heute ein Vorbild für Weintrinker ist. Auf jeden Fall sollten sie sich dazu beglückwünschen, daß sie seit 2000 Jahren einen entscheidenden Beitrag zum Weinanbau und in der Verarbeitung der Weine geleistet haben, die die schönste Zierde ihrer Wirtschaft wie auch ihrer Kultur darstellen.

Doch in diesem Land kommt es auf ein Paradoxon mehr oder weniger nicht an.

Denn in dem Augenblick, da die Trinker von Cola und Soda uns erklären, warum die Franzosen gesünder sind als die Amerikaner, begeht Frankreich Harakiri, indem es seine Kultur schimpflich ohrfeigt und seine Weinbautraditionen in den Müll wirft.

Durch ungeschickte Anti-Alkohol-Kampagnen, in denen der Wein als Symbol benutzt wird, ist es dabei, sich von seinen inneren Werten loszusagen. Durch die Verabschiedung von Gesetzen über neue Alkoholverbote ist Frankreich dabei, seine Heiligen auf dem Scheiterhaufen des Konformismus, des Puritanismus und der Strenggläubigkeit zu verbrennen.

Während man denjenigen ein schlechtes Gewissen einimpft, welche regelmäßig und mäßig trinken (und die dabei Frankreich in Hinsicht auf die Herz-Kreislauf-Risiken zum Gesundheitsvorbild gemacht haben), schädigen die öffentlichen Kräfte dieses Landes ihre Weinbauwirtschaft.

Unter dem Vorwand, den Alkoholismus zu senken, haben sie mit verschiedenen Kampagnen seit 40 Jahren lediglich die Senkung des Weinverbrauchs um die Hälfte bewirkt, während die Zahl der Alkoholiker immer gleich geblieben ist. Denn man hat sich strikt geweigert, die Wirklichkeit anzuerkennen: daß es fast keinen Wein-Alkoholismus gibt. Übrigens ist die Zahl der Alkoholiker in den Weinbaugebieten (besonders im Bordelais und in Burgund) am niedrigsten, während es in den Gegenden ohne Weinbau (Bretagne, nördliches Pas-de-Calais) am meisten Alkoholiker gibt.

Wenn sich die Bewohner dieses Landes nicht dieser traurigen Wirklichkeit bewußt werden, wenn die öffentlichen Mächte nicht wirksame Maßnahmen im Sinne einer Information und Erziehung ergreifen (besonders im Hinblick auf die Jugendlichen), so wird das Kulturgut, das der französische Weinbau darstellt, binnen kurzem in den Heimatmuseen verschwinden, die Tradition und die Kultur der Weinrebe werden nur in den Büchern und den Hochglanzbroschüren weiterbestehen – oder im Ausland, in das sie schon massenhaft exportiert worden sind. Ohne zu bedenken, daß unsere Kinder ebensoviele Infarkte bekommen werden wie die Amerikaner.

Wir wollen hoffen, daß das vorliegende Buch seinen Teil zu dem Wiederaufbau dieses Bauwerks beitragen wird oder wenigstens dazu, dessen schmähliche Zerstörung aufzuhalten.

Kapitel I

DER WEIN
GRUNDLAGE UNSERER KULTUR

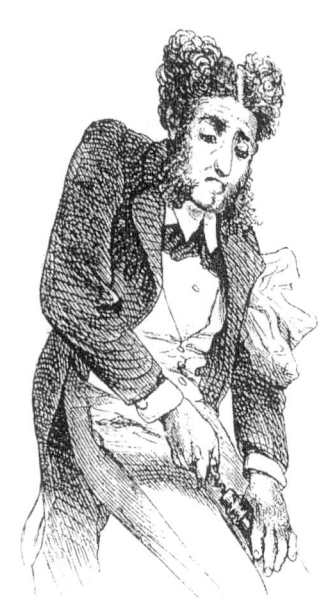

„Die Geschichte des Weines ist untrennbar mit der Geschichte der Menschheit verbunden. Der Wein, Frucht des Weinstockes und der Arbeit des Menschen, sollte nicht nur als einfacher Konsumartikel verstanden werden. Als Begleiter des Menschen seit Jahrtausenden hat der Wein gleichzeitig mit dem Heiligen und dem Profanen zu tun.

Er ist ein kultureller Wert und ein Kriterium für die Lebensqualität. Er stellt ein Kulturgut dar. Er ist Faktor des sozialen Lebens."

Man könnte meinen, dieser lyrische Gedankenflug sei die flammende Deklaration eines Weinspezialisten, der mit großem Elan für sein Lieblingsgetränk wirbt.

Doch weit gefehlt!

Man könnte diesen Text auch für einen Teil der Rede halten, die ein Großmeister in einer Bruderschaft anläßlich einer feierlichen Einsetzung hält – dabei ist er lediglich ein Abschnitt aus einer ganz offiziellen Mitteilung der französischen Abordnung, die 1990 Teil einer europäischen Kommission in Brüssel war.

Man kann wirklich nicht behaupten, daß der Wein ein Getränk ist wie jedes andere. Denn er wurde lange Zeit als vollwertiges Nahrungsmittel angesehen und mit vielen Symbolen versehen genauso wie das Brot, mit dem er übrigens häufig gemeinsam genannt wird.

Der Wein ist ein universelles Symbol. Er ist schon für sich eine veritable Sprache zwischen den Menschen, der Welt und dem Mysterium des Lebens. Seine Geschichte ist übrigens eng verbunden mit der der Menschen, deren Existenz in der Schöpfungsgeschichte an den Weinstock, den Lebensbaum, geknüpft ist.

Vom Trank der Unsterblichkeit in der griechischen Mythologie bis zu dem der Ehre, der Freude und der Freundschaft in den zeitgenössischen Bräuchen, über die Kommunion mit dem Blute Christi in der christlichen Lithurgie, hat sich die Symbolik des Weines ohne Unterbrechung über Jahrtausende hin aufgedrängt, denn ihre Grundlagen sind heilig.

Und dabei wird dieses Götter-, dann Gottesgetränk (bevor es das der Menschen wurde) erstmals in seiner ewigen Geschichte durch ein Kartell von Fanatikern, die in den Alkoholdünsten des Weines lediglich das Siegel des Satans sehen, hart auf die Probe gestellt.

I

DER WEIN IN DER MYTHOLOGIE

Der Wein hat seine Ursprünge in Transkaukasien[1] und entwickelt sich dann in Indien. Von den indischen Gegenden breitet sich der Wein (von dem Wort „vena", das in Sanskrit „geliebt" bedeutet) um das Mittelmeerbecken herum aus, wo er Gegenstand einer göttlichen Trilogie wird: Osiris-Dionysos-Bacchus.

In Ägypten ist es der Gott Re, Sonnengottheit und Schöpfer der Welt, der den Wein auf der Erde einführt. Er soll dieses Getränk bereiten, um das Menschengeschlecht vor dem Zorn der Göttin Hathor zu schützen.
Später verwirklicht die ägyptische Mythologie die Synthese zwischen Re, dem Tages-Sonnengott, und Osiris, dem Sonnengott der Nacht.
Der Wein wird dabei Osiris geweiht, in dem Maße, daß sich am Tage seiner Geburt das Wasser des Nils in Wein verwandelt.
Als Osiris ermordet wird, wirft man seinen in 26 Teile zerstückelten Körper in den Strom. Die Heilwirkung des Nektars ist so stark, daß Osiris wieder zum Leben erwacht, nachdem Isis seine Einzelteile zusammengenäht hat.

In Griechenland kommt dann durch Dionysos, den Sohn des Zeus, die ganze Symbolik des Weins zum Ausdruck. Lange vor Christi Geburt schon wird der Wein mit dem Blut des Gottes gleichgesetzt,

---

1 Transkaukasien: Region südlich des Kaukasus, heute Georgien, Armenien und Aserbaidschan.

der an jedem 6. Januar im Tempel der Insel Andros das Wasser in Wein verwandelt.

Dionysos wurde einmal pro Jahr anläßlich von Frühlingsfesten besonders verherrlicht.

- Am ersten Tag wurden im Allerheiligsten die Weine aller Grundbesitzer den Göttern geweiht. Man hatte das Recht, die Amphoren zu öffnen und den neuen Wein zu kosten.

- Der zweite Tag war Wettbewerben vorbehalten. Sieger war, wer am schnellsten den Inhalt eines Kruges austrank. Dann spielte sich eine Art Karneval ab, bei dem ein riesiger Phallus herumgetragen wurde. Die Basilinna, die Königin des Festes, vereinigte sich fleischlich mit einem Mann, der Dionysos darstellte. Diese königliche Paarung war ein Fruchtbarkeitsritus und ein Ritus für die frühlinghafte Erneuerung.

- Am dritten Tag wurden Toten-Trankopfer vorgenommen, um die Verstorbenen zu ehren und sie den Anbauten und besonders dem Weinstock gegenüber wohlwollend zu stimmen.
  So fanden diese Feste zu Ehren des Dionysos unter dem Zeichen der Wiedergeburt durch den Wein und des Trankes der Unsterblichkeit statt, doch auch unter dem Zeichen der geschlechtlichen Kraft und der Fruchtbarkeit der Natur.

Der Dionysos-Kult hat immer zwei Facetten gehabt: Die Himmelfahrt zur Verschmelzung mit dem Göttlichen einerseits und den Abstieg auf die Erde, zur nährenden Mutter, andererseits.

Wenn aber Dionysos bei den Griechen die Ordnung symbolisierte, so verhielt sich dies mit Bacchus bei den Römern anders. Er läßt durch die berühmten Bacchanalien mehr an die Trunkenheit, die Hemmungslosigkeit und die soziale Unordnung denken.
Im Laufe der paar Tage, die dieses dem Gott des Weines gewidmete Fest dauerte, fielen die Tabus – alles war erlaubt, man konnte alles sagen und fast alles tun, die Klüfte zwischen den Gesellschaftsklassen verschwanden, eine echte gesellschaftliche Verschmelzung war ver-

wirklicht. Die Tradition dieses antiken Festes ist im Laufe der Jahrhunderte lange mit dem Karneval fortgesetzt worden.

Die Römer hatten auf diese Weise eine rituelle jährliche Übertretung eingeführt, die es erlaubte, die restliche Zeit über die Ordnung zu akzeptieren.

„Das Fest ist ein gestatteter, vielmehr ein gebotener Exzeß, ein feierlicher Durchbruch eines Verbotes", sagt Freud.

Es scheint wohl, daß wir heute diesen Sinn des Festes verloren haben.
Die Entwicklung des Individualismus als Folge der Verstädterung ist sicher nicht unbeteiligt daran.

Außerdem verherrlicht die moderne Gesellschaft vor allem das Rationelle, denn sie glaubt nur noch an die Naturwissenschaft. Der Sinn des Symbols hat sich durch die Arroganz der Wissenschaftler in Luft aufgelöst. Die Vernunft hat aus dem Menschen ein Waisenkind gemacht, indem sie ihn zugleich von der ihn ernährenden Erde, der Natur, und vom Universum, nach dem er eher materiell denn spirituell hinstrebt, abgetrennt hat.

Wenn die jüngeren Generationen keinen Wein mehr trinken, da sie ihm Sodas und sirupartige Cola-Getränke vorziehen, so (unter anderem) deshalb, weil sie die Haupt-Opfer dieser Entmystifizierung sind, die der heutigen Industriegesellschaft eigen ist, und die in ihrer Entwicklung unsere Kinder von ihren eigentlichen Wurzeln abgeschnitten hat.

Dabei gelingt dem Wein, der eines der grundlegenden Fundamente unserer Kultur darstellt, doch mehr recht als schlecht das Überleben in der Moderne – auch wenn er nicht mehr zur sozialen Vorstellung der jungen Leute gehört. Die Stadt oder Vorstadt, in der diese wohnen, hat aber auch kaum noch etwas mit der idealen Stadt Platons gemein, der sagt: „Die Bürger werden Getreide und Wein, Kleider und Schuhe produzieren und Häuser errichten. Sie werden sich freuen, sie und ihre Kinder, während sie Wein trinken, Girlanden tragen und Loblieder auf die Götter singen."

Man sagt uns ein spirituelles 21. Jahrhundert voraus. Es ist nicht sicher, daß es so sein wird. Es sei denn, die Götter der Moderne wären andere geworden.

II

DER WEIN IN DER JÜDISCH-CHRISTLICHEN WELT

Eine Frage nach der Natur der heiligen Frucht des irdischen Paradieses bleibt offen. Manche nehmen tatsächlich an, daß der berühmte Apfel nichts anderes als eine Weintraube gewesen sei, denn nur sein gegorener Saft konnte es ermöglichen, den Geist des Menschen zu öffnen. Sagt doch die Schlange zu Eva: „... auf keinen Fall werdet ihr sterben! Aber Gott weiß: Sobald ihr davon eßt, werden euch die Augen aufgehen, und ihr werdet alles wissen, genau wie Gott. Dann werdet ihr euer Leben selbst in die Hand nehmen können." (1. Mose 3,4-5)

Doch „offiziell" pflanzt Noah erst nach dem reinigenden Chaos der Sintflut erstmals den Weinstock, ebenso die beiden anderen biblischen heiligen Pflanzen, den Ölbaum und den Feigenbaum.

So wird der Weinstock, diese Gabe Gottes an die Menschen, zum Sinnbild Israels. Das erklärt, daß das auserwählte Volk durch eine Rebe symbolisiert wird, die Gott in Ägypten aus der Erde reißt.

Zum Volke Israel, das ihn enttäuscht, spricht Gott eines Tages: „Hört das Lied meines Freundes von seinem Weinberg:

> Auf fruchtbarem Hügel, da liegt mein Stück Land,
> dort hackt ich den Boden mit eigener Hand,
> ich mühte mich ab und las Felsbrocken auf,
> baute Wachturm und Kelter, setzte Reben darauf.

> Und süße Trauben erhofft ich zu Recht,
> doch was dann im Herbst wuchs, war sauer und schlecht.
> Jerusalems Bürger, ihr Leute von Juda,
> was sagt ihr zum Weinberg, was tätet denn ihr da?
> Die Trauben sind sauer – entscheidet doch ihr:
> War die Pflege zu schlecht, liegt die Schuld denn bei mir? (...)"

(Jesaja 5,1-4)

Später wird die Strafe Gottes für das untreue Israel übrigens durch die symbolische Zerstörung des Weinstockes zum Ausdruck gebracht.
Was das göttliche Verzeihen anbelangt – auch dieses drückt sich auf dieselbe Weise aus: „(...) habt keine Angst mehr! (...) Feigenbaum und Weinstock bringen reichen Ertrag." (Joel 2,22)

Die Symbolik des Weines, des Lebensblutes, ist bereits im alten Testament gegenwärtig: Tatsächlich spricht das 1. Buch Mose (Genesis) vom „Weinbeerblut" (49,11) [1], und das 5. Buch Mose (Deuteronomium) vom „Traubenblut" (32,14).

Auf etwas weltlicherer Ebene bestätigt das Buch Jesus Sirach seinerseits: „Der Wein kann dem Menschen Leben einflößen, wenn er ihn mäßig trinkt. Was wäre das Leben ohne Wein? Er war doch von Anfang an da, um uns zu erfreuen!" (Sirach 31,27)

Im Hohelied ist der Wein immer wiederkehrendes Sinnbild für die Vereinigung des Mannes und der Frau: „Sie: Komm doch und küß mich! Deine Liebe berauscht mich mehr noch als der Wein."(1,2) „Er: (...) will mich freun an deinen Brüsten, welche reifen Trauben gleichen. (...) mich an deinem Mund berauschen, denn er schmeckt wie edler Wein..." (7, 9-10)

So wird dem Wein in der Bibel doppelter Sinn verliehen: Da ist einerseits seine Rechtfertigung als heiliges Getränk, als Quelle der

---
[1] In alten Bibelausgaben

Harmonie und Symbol der Beziehung der Menschen zu Gott, aber andererseits auch eine sehr klare Warnung vor den Gefahren des Mißbrauchs.

Übrigens bezieht sich Gott in den sieben Todsünden ganz besonders auf die Trunkenheit, wenn er die Sünde der Unmäßigkeit anklagt.

Im Neuen Testament ist es sicher kein Zufall, daß Jesus sein erstes Wunder vollbringt, indem er auf der Hochzeit von Kana Wasser in Wein verwandelt.

Auf den Weinstock nimmt Jesus im übrigen ständig Bezug. Um z. B. zu erklären, wie der Mensch die göttliche Abstammung erhält, sagte er: *„Ich* bin der wahre Weinstock, und mein Vater ist der Weinbauer." (Joh. 15,1) Und: *„Ich* bin der Weinstock, und ihr seid die Reben." (Joh. 15,5)

Im Laufe des Abendmahls, dieses berühmten gemeinsamen Mahls (eukarista auf griechisch) Jesu mit seinen Jüngern, bekommt die ganze Mystik des Weines seine Bedeutung. Jesus errichtet die Fundamente des Christentums, als er seinen Jüngern einen Becher Wein reicht und sagt: „Dieser Becher ist der neue Bund Gottes, der mit meinem Blut besiegelt wird. Sooft ihr daraus trinkt, tut es, damit unter euch gegenwärtig ist, was ich für euch getan habe." (1. Korinther 11, 25)

So entsteht durch die Verwandlung des Weines in das Blut Christi und des Brotes in seinen Leib die Eucharistie, das erste Sakrament der christlichen Religion.

Und so lautet diese erste Regel „Das ist mein Leib, der für euch geopfert wird. Tut das immer wieder, damit unter euch gegenwärtig ist, was ich für euch getan habe!" Ebenso gibt er ihnen nach dem Essen den Becher mit den Worten: „Dieser Becher ist der neue Bund Gottes, besiegelt mit meinem Blut, das für euch vergossen wird." (Lukas 22,19-20). Diese Regel wurde bis ins 15. Jahrhundert wörtlich befolgt. Bis dahin wurde die Kommunion den Gläubigen während der Messe in beiden Gestalten (Brot und Wein) verabreicht.

Doch Jesus hat während des Abendmahles auch hinzugefügt: „(...) das ist mein Blut, das für alle Menschen vergossen wird zur Vergebung ihrer Schuld. Mit ihm wird der Bund besiegelt, den Gott jetzt mit den Menschen schließt." (Matthäus 26,27-28)

So soll das Blut des Kreuzes die neue Verbindung zwischen Gott und den Menschen besiegeln. Eben dieses Blut Christi, das am Kreuz aus seiner durchstochenen Seite quillt und das in einem Kelch aufgefangen worden sein soll, sollte die ganze mystische Suche des Grals durch den König Artus und die Ritter der Tafelrunde nach diesem Trank der Unsterblichkeit in Gang halten.

Jesus Christus hat übrigens vorausgesehen, daß sein Tod in Wahrheit die Ankündigung einer neuen Ära, einer Wiedergeburt war: „Ich sage euch: von jetzt an werde ich den Wein des Passamahls nicht mehr trinken, bis ich ihn neu mit euch trinken werde, wenn mein Vater sein Werk vollendet hat!" (Matthäus 26,29)

So versteht man, was alle Welt leider vergessen hat, nämlich, wie sehr der Wein in der christlichen Tradition nicht nur Quelle der Freude, des Friedens und des Lebens ist, sondern vor allem heiliges Bindeglied zwischen dem Menschen und der göttlichen Natur.

Die christliche Botschaft steht übrigens der dionysischen Symbolik recht nahe – mit einem Unterschied:
  Die Heiligsprechung des Weines als Blut Christi und die Ahnung des neuen Bundes kennzeichnen den Beginn eines neuen Zeitalters, während die Feste zur Ehre des griechischen Gottes eine jährliche Wiederkehr haben und nur die Wiedergeburt der Natur im Frühling betonen.
  Im letztgenannten Fall ist der Mythos zyklischer Natur, während er in der christlichen Tradition kosmischer Natur ist und einen Ausgangspunkt für einen Weg darstellt, der ein neues Zeitalter einleitet.

III

DER WEIN UND DER ISLAM

Man könnte meinen, das Verbot, Wein zu trinken, sei eng mit der islamischen Religion verbunden. Das stimmt nicht, denn der Koran hat, selbst wenn er Andeutungen über die Gefahr eines übertriebenen Wein-Genusses macht, der zu Trunkenheit führt, niemals den Verzehr verboten.

In einer Sure des Korans wird gesagt: „Eßt und trinkt, aber übertreibt es nicht (...) Ihr könnt trinken, doch betrinkt euch nicht."

Doch in einer anderen Sure heißt es: „Durch Wein und Spiel will der Satan nur Feindschaft und Haß unter euch stiften und euch vom Denken an Allah und von der Verrichtung des Gebetes abbringen."

Es scheint also, daß eher die Furcht vor der Trunkenheit als Ursprung für die Abstinenz der Moslems gelten kann als ein Verbot durch den Koran.

So haben die orthodoxen und strenggläubigen Sunniten den Genuß des Weines untersagt.

Die schismatischen Schiiten haben es sich hingegen zur Ehre gemacht, einen gegensätzlichen Standpunkt einzunehmen und das Weintrinken zuzulassen – unter der Bedingung, daß die Trunkenheit vermieden wird. Wein zu trinken ist übrigens für sie ein Zeichen des Widerstandes gegen die dogmatische Strenggläubigkeit und eine Möglichkeit für den Ausdruck einer „Gegen-Theologie".

Im 11. Jahrhundert blühte der Weinbau im Land der Muselmanen ganz besonders. Der berühmte iranische Arzt Avicenna sagte: „Der Wein ist der Freund des Weisen und der Feind des Trinkers. Er ist bitter und nützlich, wie der Rat der Philosophen, er ist den geistvollen Leuten gestattet und den Schwachköpfen untersagt. Er stößt den Dummen auf den Abgrund zu und geleitet den Weisen zu Gott. Desgleichen erlaubt die Religion ihn dem Weisen, und die Vernunft verbietet ihn dem, der arm an Geist ist."

Diese vernünftige Haltung scheint durch die gebildeten Leute radikalisiert worden zu sein, für die der Wein nicht nur die Inspiration begünstigen, sondern sogar zur Erleuchtung führen konnte. Der Wein wurde so für die Gebildeten ein Symbol für esoterische Kenntnisse. Auch behielt man ihn der Elite vor und vor allem den Geweihten.

Deshalb trank man im 12. Jahrhundert weiterhin Wein. In dieser Zeit erschienen übrigens herrliche Gedichte, darunter das „Loblied auf den Wein" von Omar Ibn al-Farid, ebenso wie die Werke von Omar Khayyam, der auch den Wein besingt und sich an Allah wendet, um zu erfahren, wie man ihn gebrauchen soll. Der Dichter proklamiert: „Wein trinken und die Schönheit umfassen ist besser als die Heuchelei des Frömmelnden; wenn der Verliebte und der Weintrinker der Hölle geweiht sind, dann wird niemand das Angesicht des Himmels erblicken ..."

Die Angst vor dem Tode und die Ungewißheit des Jenseits regen übrigens Omar Khayyam zum Genießen an: „Da dir keiner hier ein Morgen garantieren kann, mache dein liebeskrankes Herz jetzt im Mondschein glücklich und trinke Wein, denn dieses Gestirn wird uns morgen suchen und nie wiedersehen."

Das Thema der Wiedergeburt durch den Wein finden wir auch bei diesem Autor wieder: „Sieh zu, daß du nach meinem Tode einen Kelch oder einen Krug mit meinem Staub machst, der sodann mit Wein gefüllt wird – und vielleicht werde ich wieder leben."

Doch wenn der Wein den Geweihten leitet, so erlaubt er nach Khayyam dem Profanen auch, eine höhere Kenntnis zu erlangen, und er bestätigt dies folgendermaßen: „Ich weiß, daß der Wein allein das Wort des Zeichens besitzt und daß er das Bewußtsein einer vollkommenen Einheit verleiht." Der Wein ermöglicht so den Zugang zu einer verborgenen Wahrheit.

Der persische Philosoph und Dichter des 19. Jahrhunderts denkt, daß Weintrinken den Menschen in die Bewegung des Universums integriert und ihn so dem Kosmos zugehörig macht.

Heute ist, wie man weiß, der Wein in der Ausübung der islamischen Religion verboten. Zweifelsohne wird geurteilt, daß der Mensch nicht weise genug sei, um Nutzen daraus zu ziehen und Übertreibungen zu vermeiden. Der Prophet hat deutlich gesagt, daß die Trunkenheit und der Glaube nicht nebeneinander im Herzen bestehen können. Das eine vertreibt das andere.

Kapitel II

DAS WEINTRINKEN
IM LAUFE DER ZEITALTER

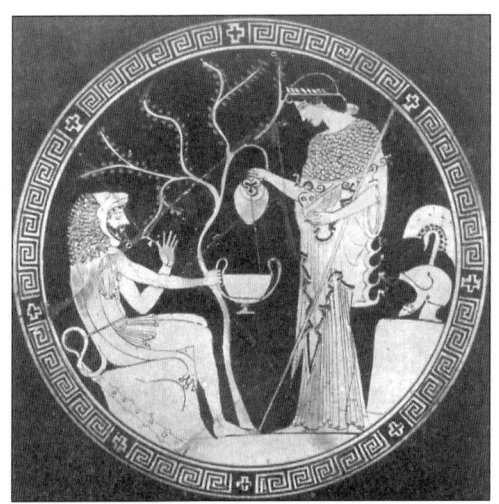

Wie wir gesehen haben, verliert sich der Ursprung des Weines wie bei jedem mythischen Getränk im Dunkel der Zeiten.

Das Studium der vorhandenen Texte, vor allem aber die Archäologie, haben es ermöglicht herauszufinden, wann und wie der Wein in den verschiedenen Kulturen, in denen er sich entwickelt hatte, getrunken wurde.

I

DER WEIN IN ÄGYPTEN

Dieses Land ist das erste im Umkreis des Mittelmeerbeckens, das Wein angebaut hat. Dazu findet man zahlreiche Zeugnisse in den ägyptischen Basreliefs. Es scheint indessen, daß sein Genuß eingeschränkt gewesen sei. Denn da er heiligen Charakter besaß, wurde der Wein hauptsächlich in religiösen Zeremonien verwendet (Bestattungswein). Er wurde lediglich von religiösen oder politischen Würdenträgern getrunken. Der Pharao trank zwar Wein, doch zog er ihm das Bier, das Getränk seiner Untertanen, vor.

II

DER WEIN IN GRIECHENLAND

Das Weintrinken war bei den Griechen üblich, wo die Mahlzeiten wie folgt aufgebaut waren:

Das Frühstück bestand aus in puren Wein getauchtes Gerstenbrot.

Zum Mittagessen aßen die Griechen sozusagen „aus der Hand": Brot, Oliven und etwas Obst.

Das Abendessen, das recht früh am Nachmittag stattfand, war viel bedeutender. Es spielte sich in drei Phasen ab.

Zunächst gab es: den Aperitif (wahlweise), zu dem man aromatisierten Wein trank. Dieser wurde in einen weiten gemeinschaftlichen Kelch gegossen, den die Gäste sich gegenseitig weiterreichten. Dann kam das eigentliche Mahl, bestehend aus Fleisch und Getreide, wozu man nur Wasser anbot. Der wichtigste Teil dieses „Dîners" kam anschließend. Das war sozusagen ein „Nach-Essen", bei dem kaum gegessen wurde – abgesehen vielleicht von ein paar Brötchen und Schalenfrüchten – wobei aber Wein getrunken wurde.

Nur die Männer wohnten diesem letzten Teil bei, das Symposium genannt wurde. Die wenigen anwesenden Frauen waren Tänzerinnen oder auch Kurtisanen.

Den Wein nahm man im Laufe dieses letzten Teiles des „Abendessens" einem besonderen Ritus entsprechend zu sich.

Die Gäste begannen mit einem Trankopfer auf Dionysos, dem bekanntlich die Menschen den Wein verdankten. Zunächst trank jeder einen Schluck puren Weins, dann wurden einige Tropfen auf den Boden gegossen, wobei der Name der Gottheit genannt wurde. Anschließend bestimmte man durch das Los den König des „Banketts". Ihm oblag die Pflicht, über das Verhältnis der Mischung des Wassers mit dem Wein zu entscheiden, die in Krater (spezielle Krüge) gefüllt wurde, denn der Wein, der sehr dick war, wurde selten pur getrunken. Nun konnte das Symposium beginnen (das eigentliche Trinken), wo die Anwesenden über ein vom Bankett-Meister bestimmtes passendes Thema diskutierten und philosophierten.

Zwischen den Debatten hörte man Musik, schaute Tänzen zu, lauschte Dichtern, die ihre Werke rezitierten, und man gab sich Denkspielen hin. Dabei wurde Wein getrunken.

Diese Festessen unter Männern, die Stunden dauern konnten, hörten indessen vor Anbruch der Nacht – bei Sonnenuntergang – auf. Sie riefen Gefühle der Solidarität und der Brüderlichkeit hervor. Man trank Wein und brach dabei das Brot in einer Atmosphäre von „Frieden und Zuneigung", so wie es auch heute noch in Gesellen- oder Freimaurerzusammenkünften üblich ist.

Bei den Griechen wurde der Wein in Amphoren gefüllt, wenn er über das Meer befördert werden mußte. Bei Transporten über Land wurden diese zu schweren Töpfereien durch Schläuche aus Ziegenleder ersetzt, die mit Pech undurchlässig gemacht wurden.

Manche Weine hielten sich sogar mehrere Jahre lang. In der Odyssee trinkt der König Nestor einen elf Jahre alten Wein.

Die Griechen stellten verschiedene Weine her, besonders mit Honig, Thymian, Minze oder Zimt aromatisierte. Sie bereiteten sogar Glühwein zu.

Nach und nach entwickelte sich die Verarbeitung feiner Weine. Odysseus macht sich übrigens über einen gewöhnlichen Wein lustig, den der Zyklop Polyphem ihm anbietet und den er als unwürdig verurteilt, die griechische Welt zu repräsentieren.

III

DER WEIN IN ROM

Bevor er Bacchus geweiht wurde, so besagt die römische Tradition, sei der Wein durch Saturn eingeführt worden – dem Gott der Saat und der Weinrebe, der durch die Sichel des Schnitters und das Rebmesser des Winzers dargestellt wurde.

Die Römer trugen aktiv dazu bei, die Techniken der Weinverarbeitung zu verbessern. So gelang es ihnen, die Weine 20 Jahre und länger altern zu lassen, wobei sie sie in Amphoren von 26 Litern Fassungsvermögen lagerten, auf denen sie das Einfülldatum und die Herkunft vermerkten.

Horaz spricht so von einem 60 Jahre alten Wein. Plinius der Ältere behauptet sogar, Gelegenheit gehabt zu haben, einen 200 Jahre alten Wein zu trinken.

Apicius, Horaz, Plinius oder auch Martial beschreiben uns in ihren Werken die zahlreichen Weinsorten, die die antiken Paläste verzauberten. Die wichtigsten und wertvollsten waren die Weine aus Latium, aus Gauranum oder auch aus Kampanien.

Die gewöhnlichsten kamen aus Spoletium, Umbrien und Pelignum. Was die Weine aus Salerno, Ravenna und selbst den Vatikan betrifft, so wurden diese als ungenießbar angesehen.

Doch wie bei den Griechen war bei den Römern der Wein ein klassenspezifisches Getränk. Die Sklaven und die gemeinen Soldaten hatten nur das Recht auf eine Art Weingetränk, einer Mischung aus schlechtem Wein, Essig und Wasser. Das erklärt übrigens, warum sich Jesus am Kreuz mit einem essiggetränkten Schwamm begnügen mußte, um seinen Durst zu stillen. Diese Geste enthielt von Seiten des römischen Söldners, der sie vollzog, nichts Ungefälliges, denn er gab Christus zur Erfrischung das übliche Getränk des römischen Soldaten.

Die Römer tranken im übrigen gern aromatisierte Weine, doch auch in der Küche wurden sie viel verwendet, wie uns zahlreiche Rezepte des berühmten Koches Apicius zeigen.

In bezug auf die Art und Weise, wie sie Wein tranken und ihre Mahlzeiten einnahmen, hatten sich die Römer stark von der griechischen Tradition anregen lassen.
Der Wein, der stets dick war, wurde nie pur getrunken, sondern immer mit Wasser verdünnt. Ihn so zu trinken, wie er war, „geziemt den Barbaren, die Bacchus unwürdig sind", sagt Vergil.

Zu Beginn der Gründung Roms hatten nur die Männer über 30 das Recht, Wein zu trinken. Das Verbot für Frauen bestand lange Zeit. Cato sagt sogar: „Wenn du deine Frau dabei erwischst, daß sie Wein trinkt, so töte sie!" Es war übrigens üblich, daß der pater familias jeden Tag alle Frauen seines Hauses auf den Mund küßte, um sicherzugehen, daß keine von ihnen Wein getrunken hatte...

In den Anfängen Roms hatten die Römer sich angewöhnt, vier Mahlzeiten einzunehmen: ientaculum, prandium, cena und vesper (Abendessen).
Etwa zwei Jahrhunderte vor Christus verschwand das Abendessen allmählich. Es blieb also nur noch das ientaculum (Frühstück aus Brot, Käse und Wasser), das prandium (Imbiß im Laufe des Vormittags, bestehend aus Brot, Oliven und Obst) und die cena, die zur einzigen wichtigen Mahlzeit wurde.

Doch im Laufe der Jahrhunderte vernachlässigten die Römer unter dem Einfluß der „Hygieniker" die morgendlichen Imbisse, um sich fast ausschließlich auf die wichtige Hauptmahlzeit zu konzentrieren, die die cena darstellte.

Das Mahl, das ungefähr um 14 Uhr stattfand, beschloß den Arbeitstag, der „in der Morgenfrische" um fünf oder sechs Uhr früh begann.

Wie die Griechen tranken die Römer Wasser zu den üppigen Gerichten, die im triclinium, einer Art Eßzimmer, gereicht wurden.

Dann wechselten entweder die Gäste den Raum, oder man wechselte das Dekor, um das „commissatio" zu veranstalten (identisch mit dem Bankett nach Platon), im Laufe dessen Wein getrunken wurde – unter Männern.

Der Vorsitzende entschied (oder bestimmte mit Würfeln) zugleich den Anteil des Wassers, das den Wein verdünnen sollte (mindestens 1/3, höchstens 4/5), aber auch die Anzahl der Kelche, die jeder trinken durfte.

Der Wein stammte aus Amphoren, und die Mischung wurde in Bronze- oder Silberkratern vorgenommen.

Studien haben es ermöglicht, den Weinverbrauch der Römer zu ermitteln. Er belief sich auf zwei Liter puren Weins (vor der Mischung) täglich, was sich recht weit von dem entfernt, was man sich vorstellt, wenn man bestimmte Texte wie die Satyrica von Petronius Arbiter liest, in denen bacchische Orgien beschrieben werden.

IV

DER WEIN IN GALLIEN

Die ersten Weinstöcke wurden in Gallien von den Phokäern (um 600 v. Chr.) in der Gegend von Marseille, Agde und Nizza gepflanzt. Doch diese Weinstöcke waren eher dazu bestimmt, Weintrauben für den Verzehr zu produzieren als Wein.

Lange Zeit haben die Gallier Gerstenbier oder Sauermilch bevorzugt. Der Wein war bis zum 4. Jahrhundert v. Chr. den Kriegern vorbehalten.

Am Ende des 2. Jahrhunderts v. Chr. jedoch wurde der Wein allmählich volkstümlich, indem er nicht mehr nur von der Elite getrunken wurde, sondern auch von den mittleren besitzenden Klassen (Händlern, Handwerkern, Grundbesitzern usw.), die ihn aus Italien kommen ließen.

Mit der römischen Besetzung, etwas mehr als ein Jahrhundert vor Christus, wurden in der Gegend um Narbonne (Languedoc) zahlreiche Weinstöcke gepflanzt. Doch nur die Bürger und die Pächter (Armeeveteranen) hatten das Recht, Wein anzubauen.

Die Gallier gewannen rasch Geschmack am Wein. In einem Maße, daß Diodor aus Sizilien, einem Zeitgenossen Cäsars, zufolge, „sie dazu fähig waren, eine Amphore Wein gegen einen Sklaven zu tauschen". So wurden zwischen 110 und 60 v. Chr. jährlich 15 000 Hektoliter Wein in Gallien importiert.

Die Römer tranken gepechte, geharzte, geräucherte oder auch mit Anis, Kümmel oder Thymian aromatisierte Weine.

Doch die Gallier tranken den Wein aus einem Auerochs-Horn pur zu den Mahlzeiten – zur großen Verblüffung der Römer, die diese barbarische Praxis als skandalös ansahen.

Die Inschriften, die man auf diesen „Trinkvasen" gefunden hat, geben übrigens Auskunft über die Symbolik um das Weintrinken: „Lebe glücklich!", „Auf deine Gesundheit!", „Gebrauche ihn wohl!", oder auch: „Je unglücklicher du bist, desto mehr trinkst du, je glücklicher du bist, desto mehr trinkst du!"

Der Weinhandel war also fruchtbringend für Rom. Indessen wurde er von den Helvetiern auf der Rhône-Saône-Achse gestört, von den Venetern in Armorika und von den Germanen am Rhein. Diese Störung des römischen Weinhandels war zweifellos einer der Gründe, weswegen Cäsar im Jahre 58 v. Chr. beschloß, Gallien zu besetzen, denn dies war für ihn das beste Mittel, die Sicherheit seiner Weinbewirtschaftung zu garantieren.

Mit der römischen Eroberung breitete sich die Weinrebe immer mehr in Gallien aus. Sie wuchs üppig in der Provence, im Languedoc, im Rhônetal, an der Côte d'Or und in Aquitanien. Dann fand man sie im Burgund, in Lutetia Parisiorum (Paris) und in Trier (Mosel). Es sollte jedoch noch lange dauern, bis sie auch in der Champagne, im Loiretal und im Jura anzutreffen war.

Doch die Gallier überflügelten rasch ihre römischen Lehrmeister in der Kunst des Weinbaus. Abgesehen von der Verbesserung der Techniken der Weinherstellung perfektionierten sie beträchtlich die Konservierung des Weins durch die Erfindung des Fasses (62 v. Chr.). So weit, daß der römische Senat beunruhigt das Verbot beschloß, neue Weinstöcke im Gallien jenseits der Alpen zu pflanzen, um zu verhindern, daß der Handel der römischen Weine mit Gallien in Gefahr geriete, wie Cicero im Jahre 50 v. Chr. berichtet.

Doch das war vergebliche Mühe, denn dieser Beschluß wurde sehr schlecht in die Tat umgesetzt. Einige Jahrzehnte v. Chr. waren die gallischen Weine sogar um so vieles besser geworden, daß sie Italien überschwemmten.

Bei den Galliern trank die große Mehrzahl der Bevölkerung Wein, doch gab es je nach Gesellschaftsklasse große Unterschiede in bezug auf seine Qualität.

Nur die gallischen Reichen hatten Zugang zu starken und alten Weinen, die sie tranken, nachdem die Unreinheiten und Ablagerungen herausgefiltert worden waren.

Die Beamten, die Angestellten und die Soldaten tranken gewöhnlichere Weine, die sie in den Tavernen kauften, um sie an Ort und Stelle zu trinken oder in irdenen Trinkflaschen nach Hause mitzunehmen.

Der Rest der Bevölkerung, die Handwerker, Landarbeiter, Sklaven oder freigelassenen Sklaven kamen nur an die „Lora" heran, einen Nachwein, der durch nochmaliges Pressen des Tresters hergestellt wurde. Doch sie tranken auch sauer gewordenen Wein aus schlecht verschlossenen Amphoren oder begnügten sich mit Essig, dem Wasser zugesetzt wurde.

Der Erfolg der gallischen Weine war so groß, daß die Lage für den Handel mit römischen Weinen sehr kritisch wurde.

Darum befahl der Kaiser Domitian im Jahre 92 unserer Zeitrechnung, die Hälfte der gallischen Weinberge zu zerstören. Diese Maßnahme schien um so notwendiger, als es infolge der Verbreitung des Weinstockes in Gallien an Weizen zu mangeln begann.

Doch dieses sehr unpopuläre Edikt wurde nie wirklich angewandt. Es wurde schließlich im Jahre 280 durch den Kaiser Probus außer Kraft gesetzt.

392 wurde unter Theodosius dem Großen das Christentum zur alleinigen Religion des Römischen Reiches erklärt, was den Weinanbau nur verstärkte, da der Wein bekanntlich für die Abendmahlsfeier benötigt wird.

Indessen brachte der Fall des Römischen Reiches 476 den gallischen Weinbau vorübergehend zum Stillstand.

V

DER WEIN IM WESTLICHEN EUROPA DES MITTELALTERS
(476-1453)

Die Geschichte des österreichischen Weinbaues reicht bis in die Zeit der Kelten zurück, die bereits um 400 v. Chr. vor allem entlang der Donau Rebstöcke pflanzten. Danach kamen die Römer und bauten unter Kaiser Probus die Weinkultur und die Anbauflächen aus. Doch erst im Mittelalter erlebte der Weinbau in Österreich seinen Höhepunkt.

Im westlichen Europa wurde bis 1414 das Abendmahl in der Messe in beiden Gestalten ausgeteilt: Brot und Wein. Deshalb mußte eine bedeutende Weinproduktion in Gang gehalten werden.

Die Priester der Abteien oder die Mönche in den Klöstern, die oft zu bedeutenden Figuren des Christentums wurden, wie die Heiligen Vinzenz und Benedikt, förderten den Weinbau durch den Klerus.

In der vom Heiligen Benedikt für seinen Orden (die Benediktiner) aufgestellten Regel wird in einem Kapitel gesagt, „daß es ausreicht, einen Viertel Liter Wein pro Tag zu trinken, doch falls sich eine größere Menge als notwendig erweise, es dem Pater Abt zukomme, darüber zu entscheiden, wobei er darauf zu achten habe, daß keine Übertreibung oder ein Rausch vorkomme, denn der Wein kann selbst den Weisen zum Straucheln bringen."
Es ist ja wohl tatsächlich vorzuziehen, daß ein Kirchenmann die spirituelle Extase durch das Fasten und das Gebet erlangt statt durch die abartigen Wirkungen eines übermäßigen Weinkonsums.
Der Heilige Benedikt fügt außerdem hinzu: „Es ist besser, durch Notwendigkeit etwas Wein zu sich zu nehmen als durch Gier viel Wasser."

Der Verzehr von Wein ist also Teil des Klosterlebens.
Die Mönche haben täglich das Recht auf 27 cl Wein, außer an religiösen Feiertagen, wo es keinerlei Einschränkung gibt. Allerdings gibt es häufig Ausnahmen, denn es werden nicht weniger als 150 Feste pro Jahr begangen.
Diese manchmal recht großzügigen Rationen werden indessen in manchen Orden viel strenger bemessen – z. B. im Zisterzienserorden, der eher die Askese kultiviert ... als den Weinstock.

816 bringt das Konzil von Aachen den Anbau von Weinreben in Schwung, indem es den kirchlich betriebenen Weinbau fördert.
Jeder Bischofssitz soll über ein „Kapitel" von Domherren verfügen, die Weinberge besitzen und zur Aufgabe haben, diese zum Blühen zu bringen. Der Weinbau macht in dieser Zeit einen um so größeren Sprung nach vorn, als der Klerus ein Fünftel der Bevölkerung stellt.

Alle neuen Kloster-Orden, die im 11. und 12. Jahrhundert gegründet werden, tragen zur Entwicklung des Weinbaus bei.

Im 14. Jahrhundert hat der Wein eine solche Bedeutung in der Kirche gewonnen, daß die Päpste in Avignon sogar beschließen, wie Petrarca berichtet, den Wein als fünftes Element neben die Luft, das Wasser, das Feuer und das Metall zu stellen.

Auf diese Weise unterstützt die Kirche über Jahrhunderte hinweg die Verbreitung des Weins.

Dazu muß erwähnt werden, daß neben der Notwendigkeit, Meßwein zu produzieren, die Geistlichen Pilger in die Klöster aufnehmen. Nicht zu vergessen, daß sie auch medizinischen Beistand leisten; der Wein ist nun häufig Bestandteil von Heilmitteln und Heilanwendungen.

Außerdem ist der stets gut bewachte Bischofspalast Durchgangsort der Könige, Kaiser und Prinzen. Der Klosterwein ist also auch ein Fest-Wein, der dazu bestimmt ist, hohe Gäste zu ehren.

Mit Karl dem Großen kommt im 9. Jahrhundert der fürstliche Weinbau zum klerikalen hinzu.

Zu Beginn des 13. Jahrhunderts schafft Philipp II. August sogar einen Wettbewerb für Weine, dessen Jury-Vorsitz er selbst einnimmt...

In seinem Buch „La bataille des vins" („Die Schlacht der Weine") berichtet Henri d'Andeli, daß die Ehrenweine, die den Mächtigen würdig sind, eher Weißweine sind. Der berühmteste ist der Wein aus Beaune. Der Wein aus Argenteuil wird als „der würdigste durch seine Güte und seine Kraft, sogar den Durst des Königs von Frankreich zu löschen" beurteilt. Doch am Hofe schätzt man auch die süßen Weine aus Zypern und Malaga.

Der Bauer trinkt noch immer „piquette" (sauren Wein), „vin de repasse" (einen Nachwein) oder auch mit Wasser verdünnten Essig.

In Paris, wo man im 14. Jahrhundert über 4 000 Tavernen zählt, wird viel Wein getrunken: ungefähr 100 Liter pro Jahr und Person. Diese rege Nachfrage kollidiert stark mit Versorgungsproblemen, die zu zahlreichen Betrügereien Anlaß geben: Verdünnen mit Wasser, künstliche Färbung hellen Weins mit Brombeersaft usw.

Nur die Adligen und die reichen Kaufleute haben Zugang zu Qualitätsweinen. Der Brauch will, daß sie zu Beginn und am Ende eines

Mahles anläßlich von Ehrungen serviert werden, die in gewisser Weise die Vorläufer unserer modernen Toasts sind.

Die Gäste trinken den Wein nacheinander aus einem gemeinschaftlichen Kelch. Einzelbecher und -gläser tauchen erst am Ende des 14. Jahrhunderts auf, wobei die Zeremonie des Gemeinschaftskelches noch bis ins 17. Jahrhundert üblich bleibt.

Während der Mahlzeit selbst, wo die angebotenen Speisen gern salzig und würzig sind, trinkt man im allgemeinen Wasser. Wenn man nach der Abendmahlzeit erst einmal in sein Schlafzimmer zurückgekehrt ist, trinkt man Wein, wozu Gebäck geknabbert wird.

Doch in dieser Zeit werden, wie in den vorangegangenen Epochen, gewürzte Weine sehr geschätzt:

- **clareia** (Weißwein + Honig + Piment),
- **nectar** (Weißwein + Honig + Ingwer + Zimt),
- **salviacum** (Clairet-Wein + Salbei),
- **hypocras** (Wein aus Beaune + Zucker + Zimt + Ingwer + Nelken + Muskatnuß)

VI

DER WEIN IM FRANKREICH UND WESTLICHEN EUROPA DES 15. BIS 17. JAHRHUNDERTS

In dieser Zeit erreicht der Wein eine neue Etappe im Hinblick auf die Qualität.

Der Weinbau war zum Teil bereits qualitätsorientiert, wie die wohl erste offizielle Trockenbeerenauslese der Welt verdeutlicht. Gelesen wurde sie im österreichischen Gebirge von Donnerskirchen im Jahr 1526 – so die Inschrift in einem alten Faßboden.

Die Oenologie entsteht, und diese junge Wissenschaft gestattet große Fortschritte, besonders in der Weinbereitung.

Die Sterilisation und das Schwefeln der Fässer werden entwickelt. So wird das Anhalten der Gärung beherrscht, und der Wein läßt sich besser transportieren.

Die Entwicklung der Schönung mit Eiweiß ermöglicht des weiteren, die Weine zu klären und sie so besser verschicken zu können.

Doch diese Fortschritte finden nur bei den gehobenen Qualitäten Anwendung, deren Vorteil nur die Privilegierten nutzen können.

Das Gros der Produktion bleibt von sehr mittelmäßiger Qualität, vor allem deshalb, weil die Nachfrage gar nicht befriedigt werden kann. In Frankreich liegt die Produktion bei 72 Litern pro Jahr und Einwohner, während der Verbrauch der Städter über 107 Liter hinausgeht.

Die Menschen in den Städten klagen übrigens über diese Knappheit, die darüber hinaus zu Gesetzen, Steuern, Gebühren und städtischen Eingangszöllen Anlaß gibt, was wiederum dazu führt, daß selbst die schlechten Weine teuer sind.

Welche Arten von Wein stellt man aber zu dieser Zeit her?

Zunächst Weißweine, die mit den Füßen in Bütten gepreßt werden und deren Saft in Fässer geschüttet wird. Die kleinen Produzenten meiden den zu kostspieligen Umweg über die Presse des Gutsherren.

Die alkoholische Gärung des Mostes im Faß dauert 14 Tage, wobei das Zapfloch offen bleibt. Dies sind die gewöhnlichen, dicken Weine, die mit Wasser verdünnt oder auch mit Eis oder Schnee versetzt getrunken werden. Die Gewohnheit des Streckens, die uns heute erstaunen mag, ist zu dieser Zeit noch die Regel. In einem Maße, daß Furetieres 1690 sagt: „Nur die Trunkenbolde verdünnen nicht ihren Wein!"

Der berühmte Clairet-Wein stellt vier Fünftel des vom Bürgertum getrunkenen Weines dar. Er wird aus einer Mischung aus hellen und dunklen Trauben hergestellt. Der Most, der den Trauben nach einer ersten Pressung in der Bütte zugegeben wird, wird zwei Tage lang stehengelassen. Dann wird der rosafarbene Saft in Fässer gefüllt, wo die Gärung weitergeht. Es findet keine weitere Pressung statt.

Die roten Weine (die Bezeichnung „rouge" = rot kommt erst am Ende des 18. Jahrhunderts auf, bis dahin wird das Wort „vermeil" = hochrot verwendet) entstehen durch Pressung und längeres Gärenlassen. So können haltbare Weine in guter Qualität hergestellt werden. Doch darf man sie nicht mit den „schwarzen" Weinen (vins noirs) verwechseln, die durch die Verwendung von Färbertrauben mit einer längeren Gärung und einem höheren Mostanteil gewonnen werden. Die „schwarzen" Weine werden zur Mischung mit den Clairet-Weinen, die eine zu blasse Tönung haben, verwendet. Sie stellen vor allem den Wein der Handarbeiter dar.

Und dann findet man noch den Nachwein („vin de repasse"), der nichts anderes ist als rötliches Wasser, das durch Ausspülen der Bottichböden erhalten wird. Er stellt das tägliche Getränk der Hausangestellten und armen Winzer dar.

Das Verzeichnis eines französischen Gastwirts aus dem 18. Jahrhundert gibt die folgende Aufteilung wieder:

- 38 % Rotweine,
- 36 % Clairet-Weine,
- 6 % Weißweine,
- 2 % „piquette" (saurer Wein).

Zwei Drittel dieser Weine sind Landweine, aber die Herkunfsbezeichnung wird im allgemeinen nicht angegeben.

In einem deutschen Lexikon aus dem Jahre 1775 ist noch zu lesen: „Der Wein ist nach dem Wasser das natürlichste und älteste Getränk und hat diesen Vorteil, daß das Wasser zwar feuchtet und den Durst stillet aber nicht nähret und noch weniger stärket, der Wein aber alles dieses zugleich verrichtet."

Die Einstufung des Weines als Nahrungsmittel bleibt für alle wesentlich in dieser Epoche, aber allmählich entwickelt sich eine hedonistischere Sehweise, die den Wein wegen einer allmählichen Verfeinerung des Gaumens als „Wein des Vergnügens" zu verstehen beginnt. Mit der fortschreitenden Entwicklung der Gastronomie entwickelt sich am Ende des 17. Jahrhunders der Geschmack an großen

Jahrgängen. Die „schwarzen" Bordeaux werden von den Engländern sehr geschätzt. Der Champagner, von dem es heißt, er berausche, ohne betrunken zu machen, überschwemmt die europäischen Höfe und die mondänen Salons. Er belebt hier die Desserts, und es amüsiert die Gesellschaft, wenn der Korken fliegt und ein paar Tropfen bis in die offenherzigen Korsagen der hübschen Frauen spritzen.

Die Burgunder sind große Weine, die man kennt. Sie werden von den Ärzten ganz besonders empfohlen, die sie speziell ihrem königlichen Patienten verschreiben.

Zu dieser Zeit gibt es noch nicht wie heute das Bestreben, die Weine mit dem Essen abzustimmen, denn man serviert bei Tisch noch „à la française", d. h. alle Gerichte werden zu Beginn des Mahles auf den Tisch gestellt. Die Weine befinden sich auf einem Serviertisch und werden nach Wunsch durch den Mundschenk serviert.

Durch das Aufkommen des Bieres, durch hohe Abgabenbelastungen und die Folgen des Dreißigjährigen Krieges, kam es im 17. Jahrhundert in Österreich zu einem Niedergang des Weinbaues. Probleme bereitete dem Weinbau aller Zeiten die Steuer, sinnigerweise auch „Ungeld" genannt. Kaiserin Maria Theresia (1717-1780) vereinheitlichte später die Besteuerung. Während ihrer Regierungszeit befand sich die Weinkultur im Wiederaufbau. Unter der Regierung Kaiser Josefs II (1784) erging ein Erlaß, der erlaubte, den eigenen Wein auch im eigenen Haus zu verkaufen. Er legte somit den Grundstein für den weltberühmten „Heurigen".

Am Ende des 18. Jahrhunderts werden 92 % der Weinproduktion (bessere oder gewöhnliche) von den Menschen in der Stadt getrunken, deren Verbrauch in Frankreich bei etwa 400 Litern pro Jahr liegt.

In Versailles trinkt man zugleich in der Güte wie in der Menge: etwa 600 Liter pro Jahr und Person, wobei König Ludwig XIV. eher im oberen Bereich der Skala anzusiedeln ist.

Doch wenn der Wein auch nicht so reichlich fließt, wie es die Städter möchten, so ist er weniger knapp als Wasser. In Paris z. B.

gibt es nur 16 Wasserquellen für die ganze Stadt, deren Ergiebigkeit sogar eher schwach ist. Man kann sich kaum vorstellen, daß mehr als ein Liter pro Tag und Person zur Verfügung steht. Aquädukte existieren wohl, doch sie versorgen nur den königlichen Palast, die herrschaftlichen Privathäuser der Aristokraten, die Krankenhäuser und die Klöster.

VII

DER WEIN WÄHREND
DER FRANZÖSISCHEN REVOLUTION

Wenn schon die Revolte droht, weil es an Brot zu mangeln beginnt, so ist doch einer der wichtigsten Gründe für den Volkszorn, daß der Wein in Paris immer knapper wird. Er ist auch immer teurer geworden, seit im Jahre 1790 die Schranken der städtischen Eingangszölle fertiggestellt und von 600 Nationalgardisten bewacht werden.

Unter dem Druck des Volkes hebt die Nationalversammlung den Stadtzoll am 19. Februar 1791 auf, und der Rotwein wird nun auf den Rang eines gleichheitlichen Getränks für Republikaner und Patrioten gehoben. So wirft der Rotwein den Weißwein vom Throne, der zu sehr mit dem königlichen Lilienbanner verbunden ist.

Doch auch die Revolution konnte die weitere Verknappung des Weines nicht verhindern. 1791 gibt es nur noch 1685 Schänken in Paris (gegenüber 4000 im Jahre 1780).

Die großen Weine, die wegen der Nicht-Konformität mit den egalitären Prinzipien der Revolution geächtet werden, tauchen nach 1795 unter dem Direktorium mit den „Muscadins" und den „Incroyables" wieder auf, bevor sie auf die großen Pariser Tafeln und bald auch die des Kaisers zurückkehren.

VIII

DER WEIN IM FRANKREICH UND WESTLICHEN EUROPA DES 19. JAHRHUNDERTS

Durch die Veröffentlichung des „Almanach gourmand" im Jahre 1803 wird Grimod de la Reynière in gewisser Weise der erste Kritiker der kulinarischen Kultur; er schreibt folgendes: „Der Wein ist für viele Liebhaber der beste Freund des Menschen, wenn man ihn mit Mäßigkeit gebraucht, und sein größter Feind, wenn man ihn im Übermaße einnimmt. Er ist der Begleiter unseres Lebens, der Tröster unseres Kummers, die Zierde unseres Wohlstandes, die wichtigste Quelle unserer wahren Empfindungen. Er ist die Milch der Greise, der Balsam der Erwachsenen und das Sprachrohr der Feinschmecker. Das beste Mahl ohne Wein ist wie ein Ball ohne Orchester."

Er preist den alten und natürlichen Wein, obwohl er sich dessen bewußt ist, daß er ein Lebensmittel darstellt, das schwer zu bekommen ist in einer Zeit, „wo der Betrug und die Unwissenheit eines der süßesten Geschenke der Vorsehung in ein gefährliches Gift verwandeln".

Johann Wolfgang von Goethe bevorzugte die trockenen oder durchgegoren Weine in besonderem Maße und seine letzten Worte sollen gelautet haben: „Tut mir keinen Zucker in den Wein."
Das Hohelied des Weines findet man reichlich in seinen Gedichten:

> Daß aber der Wein von Ewigkeit sei
> Daran zweifl ich nicht;
> Oder daß er von den Engeln geschaffen sei
> Ist vielleicht auch kein Gedicht.
> Der Trinkende, wie es auch immer sei,
> Blickt Gott frischer ins Angesicht."

> „Wein, er kann dich nicht behagen,
> Dir hat ihn kein Arzt erlaubt;
> Wenig nur verdirbt den Magen
> Und zuviel erhitzt das Haupt."

Die Bourgeoisie ist Großverbraucherin an guten Weinen. Der aufgeklärte Trinker des 19. Jahrhunderts ist recht raffiniert, er schätzt die Verschiedenartigkeit der Weine und verlangt Qualität. Die Hierarchie der großen Jahrgänge aus Bordeaux wird übrigens durch die Klassifikation von 1855 eingeführt, die anläßlich der Weltausstellung veröffentlicht wird.

Doch im Laufe dieses Jahrhunderts bestehen wie in den vorangehenden die gleichen Diskriminierungen weiter: Der Bauer trinkt immer noch einen kleinen Wein, der dem Essig nahesteht, und der Arbeiter „piquette". Man muß bis 1868 warten, ehe den Schnittern und Erntearbeitern zur Unterstützung ihrer Kräfte etwas (echter) Wein gegeben wird – allerdings nur zum Mittagessen.

Das Bürgertum verwendet Wein auch reichlich in Kochrezepten:
- à la bourguignonne heißt: mit Rotwein,
- à la lyonnaise: mit Weißwein und Zwiebeln,
- à l'alsacienne: mit Riesling,
- à la catalane: mit Banyuls-Wein, Tomaten, Knoblauch, Piment und Sardellen,
- à la dieppoise: mit Weißwein und Sahne.

Die Qualität des Weines verbessert sich im 19. Jahrhundert immer mehr. Zunächst dank der Auslese der Rebsorten, aber auch durch die Verbesserung der Vorgänge in der Weinherstellung, besonders nach den Arbeiten Pasteurs über die Hefe.

Pasteur veröffentlicht 1866 eine Schrift mit dem Titel „Etudes sur le vin, ses maladies, ses causes qui les provoquent, procédés nouveaux pour le conserver et le vieillir." („Untersuchungen über den Wein, seine Krankheiten, die Ursachen, die sie hervorrufen, neue Vorgehensweisen für seine Konservierung und Alterung") In ebendiesem

Text schreibt Pasteur, daß „der Wein das gesündeste und hygienischste aller Getränke" sei.

Doch das 19. Jahrhundert erlebt auch, wie große Epidemien die Weinstöcke überfallen:

- von 1828 bis 1840: der Traubenwickler (eine Raupe),
- von 1849 bis 1857: der Oidium (eine Art Mehltau),
- 1870: die Reblaus,
- 1878: der Mehltau,
- 1885: der Rote Brenner.

Nach 1885 wird die Gesamtheit der Weinreben aus hybriden (Bastard-) Pflanzen und durch das Pfropfen alter Rebenarten auf weniger krankheitsanfällige amerikanische Unterlagen wieder aufgebaut.

Doch wenn auch zwischen 1879 und 1892 wegen der Epidemien Weinmangel geherrscht hat, so erfolgt von 1893 bis 1907 wieder eine Überproduktion, was den französischen Gesetzgeber 1894 dazu veranlaßt, das Verdünnen des Weines zu verbieten.

Die Steuersenkungen, doch vor allem die Anfänge der Eisenbahn, begünstigen den Weinverkauf in alle Länder.

IX

DER WEIN IM FRANKREICH UND WESTLICHEN EUROPA
DES 20. JAHRHUNDERTS

Da zu Beginn des Jahrhunderts die französische Weinproduktion um 30 % über dem Binnenverbrauch liegt, gestattet ein Gesetz von 1906, die Überschüsse für den häuslichen Verbrauch zu destillieren.

Doch die Jahre der Überproduktion entmutigen die Betrüger keinesfalls. Die Behörden unternehmen also 1907 Maßnahmen zu ihrer Bekämpfung. Der Staat verpflichtet jeden Winzer zu einer Angabe der Erntemenge, er untersagt daneben die Zuckerung ebenso wie das Verdünnen, was von nun an streng bestraft wird.

Bei dieser Gelegenheit wird im Landwirtschaftsministerium eine Abteilung zur Verfolgung der Betrügereien eingerichtet.

Glücklicherweise erlaubt die sehr schlechte Ernte von 1910, die Überschüsse auszugleichen und die Wut der Winzer wieder zu beruhigen.

Während des ersten Weltkriegs spielt der Wein eine wichtige Rolle. Die Soldaten in den Schützengräben verlangen nach Wein, und die Armee gesteht ihnen zunächst einen Viertelliter täglich zu.
  In der Zwischenzeit wird das Verbot des Absinths (der teilweise für den Alkoholismus verantwortlich ist) ausgesprochen, was nur den Weinverbrauch ankurbeln kann.

Doch nach dem Krieg steht wieder eine Überproduktion an.

1930 beträgt die französische Weinproduktion im Lande selbst 78 Millionen Hektoliter, zu denen man noch 20 Millionen Hektoliter Weines aus Algerien rechnen muß, während der Verbrauch der Franzosen lediglich bei 50 Millionen Hektolitern liegt.

Um diese besorgniserregende Überproduktion zu bekämpfen, werden 1931 neue Maßnahmen ergriffen:

- Steuer auf Erträge von über 100 Hektolitern pro Hektar
- Verbot neuer Anpflanzungen
- Verpflichtung zur Destillation.

Doch 1931 wird auch ein nationales Propaganda-Komitee gegründet, das zu einem größeren Weinverbrauch auffordern soll. Er steigt tatsächlich von 160 Litern pro Jahr und Einwohner im Jahre 1905 auf 172 Liter im Jahre 1935.

Die Gastronomie trägt ihren Teil bei, indem sie eine ganze Kochbuchliteratur auf Weinbasis schafft. Der Wein ist von einem sozialen Phänomen auf eine kulturelle Ebene aufgestiegen.

1935 werden die AOC (Appellations d'Origine Contrôlées; kontrollierte Herkunftsbezeichnung französischer Weine) geschaffen.

Als der Zweite Weltkrieg beginnt, bekommt der Soldat immer noch Wein, doch die Satire-Zeitschrift „Le Canard Enchaîné" schlägt Alarm, denn der Wein ist bromiert, und die Fronturlauber haben Angst, nicht mehr ihre ehelichen Pflichten erfüllen zu können.

1945 wird für gehobene Qualitätsweine die Bezeichnung VDQS (vin délimité de qualité supérieure) geschaffen.
In Österreich wurden erstmals im Jahre 1949 gesetzliche Vorschriften eingeführt, die den Qualitätsweinbau kontrollierten.

Doch 1950 zeichnet sich ein neuer Feind am Horizont ab: Coca-Cola, die schon die intellektuelle Elite von Saint-Germain-des-Prés mit Beschlag belegt hat.

Der Abgeordnete Augustin Gros zeigt deutlich die Gefahr dieses neuen, aus Amerika importierten Getränks auf. Ihm zufolge ist das Produkt giftig, voller Phosphorsäure, Koffein und anderer Substanzen, deren genaue Identifikation unmöglich ist, da seine Zusammensetzung geheim bleibt.

Nach einer Periode des Zögerns übernehmen die französischen Kommunisten, aus Angst vor einer Gefahr der Überschwemmung durch die Yankees, die Anti-Cola-Kampagne, und der Abgeordnete Llante beschuldigt die Regierung, „den Magen der Franzosen vergiften zu lassen".

Desgleichen, aber etwas weniger aggressiv, fordert am 4. März 1950 die offizielle Getränkekommission die Regierung dazu auf, „dringend die notwendigen Maßnahmen zu ergreifen, um den Schutz und die Rettung der Interessen der Landwirtschaft und der nationalen Wirtschaft im allgemeinen zu gewährleisten".

Der Stadtrat von Beaucaire (im Gard) verabschiedet sogar am 7. Januar 1951 einstimmig eine Resolution, die verlangt, daß Coca-Cola wegen der Bedeutung der Weinernte und Absatzschwierigkeiten aus dem Verkauf genommen wird.

Doch der Protektionismus setzt sich nicht durch, und man kennt die glänzende Karriere, die Coca-Cola zum größten Unglück der Franzosen später macht.

1952 findet nach den römischen Verträgen die Gründung der Europäischen Gemeinschaft statt, doch es dauert noch 18 Jahre, bevor am 1. Juni 1970 der gemeinsame Wein-Markt in Kraft tritt. Der Eingriff Brüssels besteht zunächst in der Lagerung, dann, zum Abbau der Lager, in der Destillation der Überschüsse ... 1984 wird schließlich eine Landwirtschaftspolitik definiert, die auf einer vorausschauenden Verwaltung von Tafelweinen schon vom Beginn der Weinbau-Saison an basiert: Im Falle einer Überproduktion herrscht sofortige Destillationspflicht.

Doch der freie Warenverkehr (einschließlich des Weines) in der Europäischen Gemeinschaft, der im Maastrichter Vertrag 1992 beschlossen wird, reicht nicht aus, um das Überleben des Weinbaus zu sichern.

Der Wein scheint in Frankreich seinen unerbittlichen Abstieg in die Hölle begonnen zu haben, denn der Verbrauch hört seit der Mitte des Jahrhunderts nicht auf, zu sinken: 62 Liter pro Jahr und Person 1994, das sind genau 50 % weniger in 40 Jahren. Die Gaststäte, die Wein an jeden Konsumenten verkaufen dürfen, verschwinden ebenfalls. 1910 sind es noch 510 000 bei 38 Millionen Einwohnern. Für 58 Millionen Einwohner stehen 1992 nur noch 160 000 zur Verfügung.

In Anbetracht dieser dramatischen Tendenz sieht die Zukunft der Weinbauern eher düster aus, denn nichts erlaubt zu denken, daß die Verbraucher die Absicht hätten, mit dem Schmollen auf das, was überall eines der schönsten Kleinode ihres nationalen Kulturgutes bleibt, aufzuhören.

Und diese Situation ist um so kritischer, als sie von nun an der Konkurrenz der europäischen Weine (aus Italien und Spanien) gegenüberstehen und sie beim Export mit der größer werdenden Bedeutung der kalifornischen, australischen, neuseeländischen und sogar südafrikanischen Weine kämpfen müssen.

Auf jeden Fall werden die folgenden Jahre entscheidend für die Zukunft des Weinbaus sein.

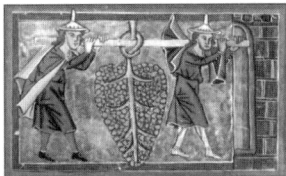

Kapitel III

DER WEG VON DER WEINREBE
BIS ZUM ENDPRODUKT

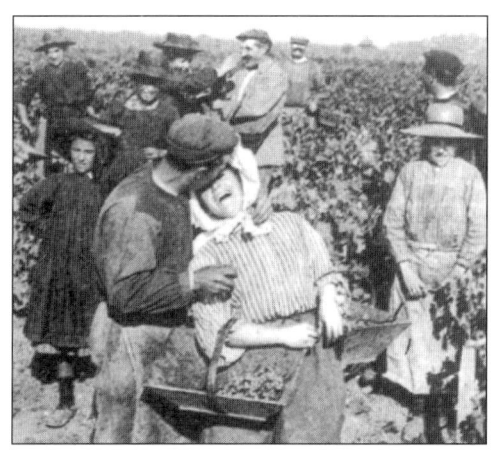

I

WEIN, DAS PRODUKT EINES BESTIMMTEN GEBIETES

Zum besseren Verständnis muß der Begriff „Gebiet" neu definiert werden als „die geologische und klimatische Eigentümlichkeit eines genau bestimmten Bodens, der geeignet ist, den Pflanzen, die darauf angebaut werden, besondere Eigenschaften zu verleihen."

Der individuelle Charakter eines Weins setzt sich aus drei Faktoren zusammen:

- das Gebiet (Beschaffenheit des Bodens und Klima);
- die Rebsorten (Unterlagenart der angebauten Weinrebe);
- der Mensch (das Können des Winzers).

A
BODEN

Die an der Oberfläche liegende Bodenschicht hat für die Weinrebe kaum eine Bedeutung. Es kommt vor allem auf die Beschaffenheit des Untergrunds an. Denn die Wurzeln der Rebstöcke können sehr tief bis in das Muttergestein vordringen, dem sie die Nährstoffe, insbesondere Mineralsalze und Spurenelemente, entziehen.

Der Boden kann aus Kieselerde, Ton, Kalk, Sandstein, Schiefer, Granit oder auch Sand bestehen.

Jede dieser Gesteinsarten bietet entsprechend ihres geologischen Reichtums die Möglichkeit, dem Wein seinen typischen Charakter zu verleihen.

Das Vorkommen von Ton verhilft ihm zu seiner Farbe und seinem Tanningehalt. Sandhaltiger Boden läßt eher „leichte" Weine entstehen, die jung getrunken werden sollten, Schiefer und sonstiger Sandstein erhöhen dagegen die Lebensdauer.

Im gleichen Weinbaugebiet kann jedoch entsprechend der verschiedenen geologischen Zeitalter eine große Bodenvielfalt vorhanden sein. So gibt es im Elsaß Kalk, Mergel, Sandstein, Sand, Granit und Schiefer.

In einem geographischen Gebiet wie zum Beispiel „Côtes des Nuits" im Burgund finden sich mehr als sechzig verschiedene Bodenarten.

B

KLIMA

Die Weinrebe kann nicht überall wachsen, da sie nicht in jedem Klima gedeiht.

Gute Wachstumsmöglichkeiten besitzt sie in den gemäßigten Zonen zwischen dem 50. und 30. nördlichen Breitengrad und zwischen dem 30. und 40. südlichen Breitengrad. Wird sie an anderer Stelle angepflanzt, machen ihr extreme Kälte und Hitze zu schaffen.

Die deutschen Weinlande – etwa auf der Höhe des 50. Breitengrades gelegen – gehören zu den nördlichen der Welt.

Das Klima einer Region zeichnet sich durch drei Klimastufen aus: das Makroklima, das das Weinbaugebiet charakterisiert (Bordeaux-Gebiet, Burgund, Moselle...), das Mesoklima, das dem lokalen Klima, d.h. dem Klima des Weinbergs, entspricht, und das Mikroklima, das für das Klima der Parzelle charakteristisch ist (zum Beispiel einer der Hänge des Weinbergs).

Der typische Charakter des Klimas hängt von Licht (Sonneneinstrahlung), Temperatur und Niederschlagshäufigkeit ab.

Unzureichende Sonneneinstrahlung hat eine zu niedrige Lufttemperatur zur Folge, wodurch zum Beispiel der Transport des in den Weinblättern befindlichen Zuckers in die Weinbeeren verlangsamt wird.

Wenn es dagegen zu warm ist, fehlt es den Weinbeeren an Säure.

Dem Wind kommt zudem eine nicht unerhebliche Bedeutung zu. Luftströmungen lassen nämlich den Tau trocknen, wodurch der Graufäule vorgebeugt wird. Allerdings bewirkt er auch eine beschleunigte Verdunstung eines Teils des in den Weinbeeren befindlichen Wassers, was eine Erhöhung der Zuckerkonzentration zur Folge hat.

Die Niederschlagsmenge spielt natürlich eine entscheidende Rolle. Ideal ist eine Menge zwischen 400 und 600 mm, die sich gleichmäßig über das Jahr verteilt, mit Ausnahme der letzten Reifephase von

Mitte Juli bis zur Weinlese, in der der Niederschlag so gering wie möglich sein sollte.

Luftfeuchtigkeit (Dunst und Nebel) ist in der Reifephase nicht immer erwünscht. Sie hat nämlich Graufäule zur Folge, die die Weinbeeren mit einem zu hohen Gehalt an Essigsäure platzen läßt und ihnen einen Fäulnisgeschmack verleiht. Bei der Herstellung von Likörweinen (Sauternes) ist sie jedoch begehrt, da in diesem Fall Edelfäule in einem Spätleseverfahren kultiviert wird.

Die Region unterscheidet sich jedoch noch durch andere Merkmale, die von der lokalen Geographie des Gebiets abhängen (Höhe, Ebene, Hügel, Berge...), was mit einer bestimmten Entwässerung des Bodens einhergeht.

II

DIE WEINREBE

Die Weinrebe ist eine Pflanze, genauer gesagt eine Kletterpflanze aus der Familie der Weinrebengewächse, deren Lebenserwartung (als Weinbeerenlieferant) ungefähr 25 Jahre beträgt. Man spricht normalerweise von alten Weinreben, wenn die Rebstöcke zehn Jahre oder älter sind, es gibt jedoch auch sehr alte Rebstöcke (60 bis 80 Jahre), die immer noch Wein liefern (häufig außergewöhnliche Weine), allerdings mit einem sehr geringen Ertrag.

A
DIE VERSCHIEDENEN TEILE DER WEINREBE

1. Der Rebstock

Der Rebstock ist gewissermaßen der Stamm der als „kleiner Baum" angesehenen Weinrebe. Er kann bis zu einem Meter hoch werden und das knorrige (häufig dekorative) Holz ist so hart, daß seine Lebensdauer sehr lang sein kann.

2. Die Ranke

Die Ranke ist der Stengel der Weinrebe. Je nach Schnittechnik kann sie mehr oder weniger lang sein. Die Ranke findet mitunter in der Heilbehandlung als kräftigendes Venenmittel Anwendung.

3. Die Rappe

Die Rappe ist die harte Struktur der Traube und wächst an den Ranken. An jedem Stielchen der Rappen wächst eine Beere, in diesem Fall eine Weinbeere.

4. Das Weinblatt

Durch das Weinblatt, das mit der Ranke verbunden ist, entsteht über Photosynthese Zucker, der sich dann in den Weinbeeren ansammelt.
    Die Bordeaux-Sorte „vigne rouge" wird in der Pflanzenheilkunde bei Venenschwäche (schwere Beine, Krampfadern, Hämorrhoiden), Beschwerden in der Menopause oder auch bei Migräne angewendet.

5. Die Weinbeere

Die Schale, die die Weinbeere umhüllt, enthält Aromen (Terpene) und Polyphenole (Antioxydationsmittel): das Tannin (Gerbsäure), die Flavonoide der weißen Weinbeeren und die Anthocyane der roten Weinbeeren zersetzen sich bei der Gärung und finden sich im Wein wieder. Die dünne äußere Schicht der Weinbeere (das Häutchen), die vor schädlichen äußeren Einflüssen schützt, ist mit einer wachsartigen Substanz (Reif) überzogen, an der sich einheimische Hefepilze (Mikroorganismen aus der Luft) anlagern, die bei der späteren Gärung des Traubensaftes eine große Rolle spielen.

Das Fruchtfleisch ist der feuchte Teil der Weinbeere und enthält den Traubensaft, dessen Zusammensetzung sich mit der Reifung verändert. Bei diesem Prozeß verringert sich der Säuregehalt, während die Zuckerkonzentration zunimmt.

Der Traubensaft (Most) ist unabhängig von der Pigmentierung der Schale (weiße oder rote Weinbeeren) farblos. In dieser Form findet er in der Heilbehandlung vor allem aufgrund seiner harntreibenden und unter Umständen entgiftenden Eigenschaften (Traubenkur) Anwendung.

Die Traubenkerne, die sich im Innern der Weinbeere befinden, dürfen beim Pressen nicht zerquetscht werden, da sie den Geschmack und die Stabilität der vergorenen Weinbeere beeinträchtigen würden.
Aus den Traubenkernen kann jedoch Öl gewonnen werden, das reich an mehrfach ungesättigten Fettsäuren ist (70 %). Allerdings ist der Ertrag gering, was einen hohen Preis zur Folge hat.

B
DIE REBSORTEN

Die Rebsorte bestimmt die Art der Weinrebenunterlage.
Seit den Epidemien, die Ende des 19. Jahrhunderts zu einer Dezimierung der Weinrebe geführt haben (insbesondere Reblaus), gibt es keine ungepfropften Rebsorten mehr.

Um Rebsorten zu erhalten, die widerstandsfähiger gegen Krankheiten (echter Mehltau, falscher Mehltau, Schwarzfäule, Reblaus ...) sind, verwendet man nunmehr eine unterirdische Unterlage von amerikanischen Reben, die um ein Edelreis verlängert wird (sichtbarer oberirdischer Teil), das auf die Unterlage aufgepfropft wird.

Die Wahl des Edelreises ist von entscheidender Bedeutung. Entweder man entscheidet sich für ein Edelreis, bei dem aus einem Mutterstamm zahlreiche identische Tochterpflanzen hervorgegangen sind, die als Klone bezeichnet werden. Allerdings erzeugt diese ertragsreiche Technik Produkte von durchschnittlicher Qualität. Oder man wählt ein Edelreis, bei dem jeder Steckling aus einem neuen Samenkorn hervorgegangen ist. Gerade diese Technik führt zu einer Qualitätsverbesserung, da das Edelreis zu Beginn an einen bestimmten Boden angepaßt werden kann.

Das 1876 gegründete „Institut National de la Recherche Agronomique" (Nationales Institut für agronomische Forschung) in Montpellier im Süden Frankreichs besitzt eine vollständige Sammlung des genetischen Materials der Weinrebe.

Es verfügt über 8000 verschiedene Rebsorten aus fünfunddreißig Ländern, darunter 5000 Klone, 900 Hybride und 500 Unterlagen.

Ein derartige genetische Sammlung ist zwingend notwendig, wenn eine Verbesserung der Weinrebsorten angestrebt wird.
Die Wahl der Rebsorte spielt zwar eine wichtige Rolle, doch von entscheidender Bedeutung ist ihre Adäquatheit in bezug auf Boden und Klima, da sowohl die Qualität als auch der typische Charakter des Weins davon abhängt.
Doch die Erforschung und Wahl der Rebsorten sind nicht nur auf die Menge oder das Gebiet ausgerichtet, sondern auch auf die Zweckbestimmung der Weintraube. Es bestehen nämlich Unterschiede je nachdem, ob die Weintraube als Frucht verzehrt wird (Tafeltraube) oder zur Weingewinnung, Trocknung (Korinthen) oder auch zur Destillation bestimmt ist.

DIE WICHTIGSTEN WEISSEN REBSORTEN

IN DEUTSCHLAND:

Riesling | Kerner
Silvaner | Scheurebe
Müller-Thurgau | Grauer Burgunder-Ruländer

IN DER SCHWEIZ:

Gutedel | Marsanna
Riesling | Petite Arvine

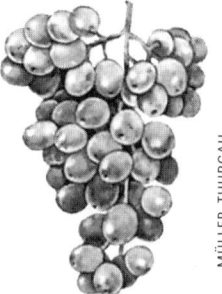

MÜLLER-THURGAU

Sylvaner | Amigne
Grauer Burgunder |

IN ÖSTERREICH:

Grüner Veltliner	Sauvignon Blanc	Muskat Ottonel
Riesling	Neuburger	Rotgipfer
Welschriesling	Müller Thurgau	Ruländer
Weißer Burgunder	Bouvier	Traminer
Chardonnay	Frühroter Veltliner	Zierfandler

IN FRANKREICH:

Chardonnay	Aligoté	Muscadet ou Melon
Chenin	Chasselat	Pinot banc
Pinot gris d'Alsace	Sylvaner	Gros plan
Sauvignon	Ugni blanc	Romorantin
Semilion	Colombard	Roussa
Gewürztraminer	Groset Petit Mauseng	Savaguin
Riesling	Marsanne	Viognier

DIE WICHTIGSTEN ROTEN REBSORTEN

IN DEUTSCHLAND:

Blauer Spätburgunder
Blauer Portugieser
Blauer Trolinger

IN DER SCHWEIZ:

Spätburgunder
Gamay
Merlot

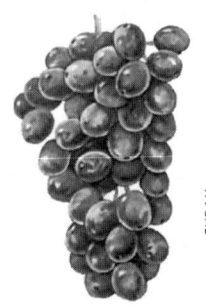
SYRAH

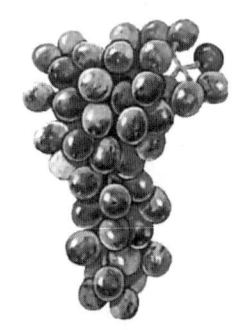
MERLOT

IN ÖSTERREICH:

Blauer Zweigelt	Blauer Burgunder	St. Laurent Blaufränkisch
Blauer Wildsacher		
Blauer Portugieser	Cabernet Sauvignon	

IN FRANKREICH:

Cabernet Franc	Mourvèdre	Negrette
Cabernet Sauvignon	Carignan	Pinot-Meunier
Gamay	César	Pinot noir
Grenache	Cinsault	Syrah
Merlot	Malbec ou Côt	Tannat

III

DER MENSCH

Wein entsteht durch die Arbeit des Winzers und des Önologen. Der eine betreibt Weinbau und der andere Weinkunde. Häufig werden beide Funktionen von ein und derselben Person ausgeübt.

A
DIE ARBEIT DES WINZERS
(Weinbau)

Für den Winzer gibt es das ganze Jahr über etwas zu tun. In jeder Weinbauphase ist eine bestimmte Arbeit auszuführen.

Von November bis März befindet sich die Vegetation in der Ruhephase. In dieser Zeit muß der Rebschnitt vorgenommen werden, um die Zahl der Knospen zu begrenzen.

Im April findet das Aufbrechen der Rebknospen statt. Nun müssen alle notwendigen Vorkehrungen getroffen werden, damit der Frost keinen Schaden anrichtet.

Von März bis Juni ist bereits ein starkes Wachstum zu verzeichnen und die an altem Holz austreibenden Triebe müssen entfernt werden.

In der Blütezeit im Juli sollten die Triebe noch einmal zurückgeschnitten werden.

Im August werden in einem Abstand von ein bis zwei Wochen schädlingsbekämpfende Maßnahmen durchgeführt.

Nach vollendetem Reifungsprozeß kommt es im September und Oktober zur Weinlese und der Zyklus hat sich geschlossen.

Die Weinreben dürfen zu keinem Zeitpunkt bewässert werden. In amerikanischen Weinbaugebieten (Kalifornien) gehört dies jedoch zur gängigen Praxis.

Um guten Wein hervorzubringen, werden eine hohe Dichte des Weinbergs, wenig Dünger und ein ziemlicher kurzer Schnitt benötigt.

Bei der Qualität des Weins kommt es auf den Schnitt an. Je kürzer er ist, um so weniger wird der Wein verdünnt und um so konzentrierter ist er. Sogar nach einem kurzen Schnitt kann es vorkommen, daß noch zu viele Weintrauben vorhanden sind. Da der Winzer stets um Qualität bemüht ist, wird er im Juli einen Teil davon entfernen, wodurch der mögliche Ertrag verringert wird.

Die Ausbeute hängt auch von der Dichte des Weinbergs ab. Wenn auf einem Hektar 70 Hektoliter produziert werden, bestehen Unterschiede, je nachdem ob 2 500 oder 10 000 Rebstöcke darauf angepflanzt sind. Im ersten Fall ist von einem langen und im zweiten Fall von einem besonders kurzen Schnitt auszugehen.

Wenn zur Vermeidung von Krankheiten zuviele Bekämpfungsmaßnahmen durchgeführt werden, kann die Humusproduktion gestört werden. Da eine Funktion des Humus darin besteht, den Ton zu binden, kann ein Mangel daran die Bodenerosion indirekt beschleunigen. Dies gilt insbesondere für die Bodenabschwemmung bei Unwettern, wodurch die Rebstöcke entwurzelt werden können.

Um den fehlenden Humus auszugleichen und die Weinrebe besser mit Nährstoffen zu versorgen, kann der Winzer Dünger einsetzen, damit der Boden fruchtbarer wird.

Übermäßig viel Dünger führt zwar automatisch zu einer Ertragssteigerung, geht jedoch auf Kosten der Qualität.

Entgegen der weit verbreiteten Ansicht wird durch Kunstdünger nicht der Boden, sondern die Pflanze direkt mit Nährstoffen versorgt.

Übermäßig viel Kali zerstört jedoch die restliche Mikroflora und entfernt die vorhandenen Hefepilze. Außerdem wird der Boden entsäuert, so daß der Wein später durch Zugabe von Weinsäure wieder mit Säure versetzt werden muß.

So ist die chemische Industrie allmählich zu einer großen Hilfe für den Weinbau geworden, den sie mit Kali, Weinsäure, Pestiziden, Herbiziden, Fungiziden und chemischen Hefepilzen versorgt.

Einige Winzer, die sich bewußt wurden, daß man in diesem Bereich viel zu weit gegangen ist, waren klug genug, zu traditionelleren Weinbaumethoden zurückzukehren, und betreiben vor allem biologischen Anbau.

Man muß wissen, daß zur Zeit 40 % der in Frankreich eingesetzten Pestizide auf die Weinreben entfallen, obwohl sie nur 10 % der Anbaufläche ausmachen.

Außerdem sind einige Graufäule auslösende Pilze (Brotritis cinerea), die vom Winzer regelrecht gefürchtet sind, mit der Zeit gegen Fungizide resistent geworden. Bei den 1992 in der Champagne durchgeführten Bekämpfungsmaßnahmen betrug der Wirkungsgrad nur 20 %.

Unter Berücksichtigung des Kosten/Nutzen-Verhältnisses sind sich die Winzer nunmehr bewußt, daß die Arbeitsmethoden geändert werden müssen.

Auf jeden Fall gehört die Zeit des Produktivismus, als maximaler Ertrag im Vordergrund stand, Gott sei Dank der Vergangenheit an.

Zunächst haben Vorschriften für ein Ende gesorgt, als der erlaubte Ertrag pro Hektar beschränkt wurde. Außerdem haben sich die Marktbedingungen geändert, da der Konsum von einfachem Tischwein in den letzten Jahrzehnten beträchtlich zurückgegangen ist. Lediglich Qualitätsprodukte haben gute Überlebenschancen.

Was die Weinlese anbetrifft, gibt es heutzutage zwei Arbeitsweisen: auf der einen Seite die traditionelle Weinlese von Hand, bei der die Weintrauben mit der Gartenschere abgeschnitten werden, so daß die Rappen bis zur Pressung erhalten bleiben; auf der anderen Seite die maschinelle Weinlese, bei der die Beeren von den Rappen getrennt und direkt auf Förderbändern in Behälter transportiert werden. Diese Verfahrenstechnik, bei der die Beeren etwas Schaden nehmen, ist mit der Bereitung einiger Weine unvereinbar, da dafür unversehrte Beeren benötigt werden.

Der biologische Weinbau

Es dauert ungefähr 3 bis 7 Jahre, bis ein Stück Land für den biologischen Anbau genutzt werden kann. Erst dann sind von den chemischen Behandlungen früherer Jahre keine Rückstände mehr im Boden vorhanden.

1993 wurde in Frankreich auf 66 935 Hektar biologischer Anbau betrieben, 3828 Hektar entfielen auf den Weinbau (das in der Umwandlung befindliche Land nicht mitgerechnet).

Biologischer Weinbau stellt das ökologische Gleichgewicht wieder her. Windschutz-Hecken werden um die Weinreben gepflanzt, um nützlichen Vögeln und Insekten eine Bleibe zu bieten. Außerdem wird vom Winzer zwischen den Rebzeilen ein „Gründünger" (Roggen oder Wicke) gesät, der vor allem Insekten und Mikroorganismen, die dem Gedeihen der Weinrebe förderlich sind, als Unterschlupf dient.
Im biologischen Weinbau fallen in jeder Jahreszeit spezielle Tätigkeiten an.

Im Winter wird der Rebschnitt durchgeführt und das Schnittholz untergepflügt. Zusätzlich wird Kompost aus Gesteinsmehl und Meeresalgen eingebracht, um den Boden mit Humus und Spurenelementen anzureichern, ohne daß deshalb zuviel Stickstoff vorhanden ist. So wird die weitere Entwicklung der Weinrebe gefördert und Krankheiten vorgebeugt.

Im Frühling wird die Oberfläche achtmal gepflügt, um den Boden aufzulockern und ihm die notwendige Durchlässigkeit zu verleihen. Die Entfernung von Zweigen an altem Holz (Ausgeizen) wird natürlich von Hand gemacht.

Im Sommer müssen die beiden traditionellen Behandlungsmethoden durchgeführt werden, auch wenn Weinreben aus biologischem Anbau weniger krankheitsanfällig sind. Die eine ist die Kupferbehandlung zur Vermeidung von falschem Mehltau und die andere die Schwefelbehandlung zum Schutz vor echtem Mehltau.
Aufgrund des vorhandenen biologischen Gleichgewichts ist der Einsatz von Insektiziden dagegen nicht notwendig.

Im Herbst kommt es erst dann zur Weinlese, wenn die Trauben völlig ausgereift sind, und es wird darauf geachtet, daß nur gesunde und einwandfreie Beeren in den Keller gelangen.

Der biodynamische Weinbau

Im Gegensatz zur biologischen Landwirtschaft, die durch den Verzicht auf schädliche Behandlungsmethoden um ein ökologisches Gleichgewicht bemüht ist, gibt man sich beim biodynamischen Anbau damit zufrieden, artgerechte Produkte in den Boden einzubringen, die das Wachstum der Weinrebe fördern.

Der Winzer kann somit seinen Boden mit Quarzmehl, Brennesseljauche, Löwenzahn (reich an Kieselerde) oder Baldrian (reich an Phosphor) anreichern. Ihm bietet sich jedoch auch die Möglichkeit, wie zu Großvaters Zeiten Pferdemist oder Taubendreck auszubringen.
   Das Verteilen des Düngers und das damit verbundene Hacken zur Auflockerung des Bodens finden zu genau festgelegten Zeiten statt.

B
DER ÖNOLOGE

Früher betrieb der Winzer Önologie, ohne es zu wissen. Önologie bedeutet nämlich die Wissenschaft von der Herstellung und Lagerung von Wein. Heute fällt diese Aufgabe dem Önologen zu, der nichts anderes als ein Chemieingenieur ist. Die wissenschaftlichen Erkenntnisse machten innerhalb einiger Jahrzehnte aus dem Alchimisten, den der Kellermeister verkörperte, einen Laborchemiker. Der

Alchimist vertraute den feinen Wahrnehmungen seiner Nase, seiner Intuition, seinem gesunden Bauernverstand und dem Können seiner Vorfahren. Der Laborchemiker von heute hält sich an seine wissenschaftlichen Kenntnisse, seine Reagenzgläser und an seinen Computer.

Da Wein heutzutage genauso gut ist wie früher, wenn nicht sogar besser, wie einige behaupten, gibt es keinen Grund, sich übermäßig nach früheren Zeiten zurückzusehnen.

Die Weinbereitung

Beim Traubensaft setzt die Gärung von selbst ein. An der freien Luft kommt es zur Essigsäuregärung, d.h. der Traubensaft wandelt sich gewissermaßen in Essig um. Im geschlossenen Gefäß beginnt eine alkoholische Gärung, die die erste Stufe der Weinbereitung darstellt.

Gemäß der in Brüssel für die Europäische Union geltenden Definition ist Wein „ein Produkt, das ausschließlich durch völlige oder teilweise stattfindende alkoholische Gärung von frischen, gekelterten oder nicht gekelterten Trauben oder von Traubenmost gewonnen wird und zum direkten menschlichen Verbrauch bestimmt ist".

Die Bildung des Weins (und nicht seine „Herstellung"!) vollzieht sich in genau kontrollierten aufeinanderfolgenden Stufen. Die Technik der Weinbereitung unterscheidet sich je nachdem, ob Rot- oder Weißwein (trocken, lieblich, rosé) oder Schaumwein bereitet werden soll. Ohne zu sehr ins Detail zu gehen, wird nachfolgend die Bereitung von Rotwein in großen Zügen umrissen.

Die ganzen (oder aufgeritzten) Trauben werden in Gärbehälter geschüttet und zerquetscht. Dann läßt man den Traubensaft (farblos) zusammen mit den Schalen der roten Trauben ziehen, damit sich die Farbstoffe herauslösen. Zur gleichen Zeit setzt die alkoholische Gärung ein, die von winzigen Hefepilzen bewerkstelligt wird.

Die Hefepilze lagern sich während der Reifung auf natürliche Weise an der Traubenschale an. Mehr als dreihundert verschiedene Arten sind bekannt, aber nur etwa zehn greifen in die Weinbereitung ein.

Die Gärung kommt zum Stillstand, wenn der gesamte Zucker des Traubensaftes in Alkohol umgewandelt worden ist (Äthanol, Glyzerin und sehr wenig Methanol).

Die Maische (Mischung aus Saft, Fruchtfleisch und Kernen) bleibt eine bestimmte Anzahl von Tagen in den Behältern, in denen eine Temperatur zwischen 28 und 32° C herrschen sollte.
Nach der Gärung werden die festen Bestandteile (Trester) von der Flüssigkeit getrennt. Der entstandene Wein (Vorlaufwein) ist von erstklassiger Qualität.

Wird der Trester ausgepreßt, erhält man Wein von minderer Qualität, der sogenannte Preßwein.
Beide Weine machen dann eine zweite Gärung durch, die bei Rotwein unumgänglich ist. Durch diese erneute Gärung wird der Säuregehalt des Weins gesenkt, indem Apfelsäure in die zweimal mildere Milchsäure umgewandelt wird.
Während der Weinbereitung können bestimmte „Korrekturmaßnahmen" notwendig werden.
Ist der Zuckergehalt des Traubensafts nicht ausreichend, muß Zucker zugesetzt werden. Dies bezeichnet man als Chaptalisierung (Trockenzuckerung). Verfügt der Most über zuviel Säure, kann er mit Kalziumkarbonat oder Kaliumbikarbonat entsäuert werden. Fehlt es der Traube an Säure, wird Weinsäure zugefügt.

Die Chaptalisierung ist in gewissen Gebieten notwendig, wo die Sonneneinstrahlung nicht ausreicht, um eine ausreichende Zuckerkonzentration in den Trauben zu ermöglichen. Dadurch läßt sich der Alkoholgehalt des Weins erhöhen (für eine Erhöhung um 1 % muß pro Hektoliter 1,7 kg Zucker zugesetzt werden).

Chaptalisierung läßt sich in Maßen tolerieren (und ist im übrigen gesetzlich erlaubt), bei übermäßigem Gebrauch – was leider viel zu häufig vorkommt – ist sie jedoch absolut zu verurteilen.

Beim „industriellen" Weinbau, bei dem die Weinrebe zahlreichen chemischen Behandlungen ausgesetzt ist, sind die natürlichen Hefepilze häufig zum großen Teil zerstört. Dadurch wird der Einsatz von Zuchthefe notwendig, was man sich dahingehend zunutze macht, daß für die Beimpfung besonders gärkräftige Hefepilze ausgewählt werden.

Das Ärgerliche daran ist, daß bei der Verwendung von Hefepilzen eine Standardisierung erfolgt, was dem Wein einen ziemlich einheitlichen Geschmack verleiht. Man gewinnt vielleicht an Sicherheit, aber vom typischen Charakter geht viel verloren.

Vor der Zusetzung von Zuchthefe erfolgt die Schwefelung. Schwefel besitzt jedoch den Nachteil, die Hefepilze zu hemmen, die die vielfältigen aromatischen Noten hervorbringen.

Denn jede Region erzeugt eine eigene Mikroflora, die sich von Jahr zu Jahr entsprechend dem Klima entwickelt. Sie ist in Wirklichkeit für die organischen Merkmale des Weins (Geschmack, Duft) verantwortlich und läßt seine aromatische Vielfalt entstehen. So erhält man einen Wein mit typischem Charakter.

Schwefel (Schwefelung) wird vor, während und nach der alkoholischen Gärung eingesetzt. Man kann sogar während der Weinlagerung im Keller davon Gebrauch machen.

Die Bedeutung des Schwefels beruht auf seinen antioxydierenden, antibakteriellen und fungiziden Eigenschaften. Er verbessert somit die Haltbarkeit des Weins und scheint sogar bei lang lagerndem Rotwein seinen Zweck zu erfüllen. Deshalb ist biologischer Wein, der kein Schwefel enthält, gegenüber dem Alterungsprozeß etwas anfälliger.

Übermäßiger Schwefelgehalt in Weißwein begünstigt jedoch die Entstehung von Kopfschmerzen.

Weinpflege

Nach der Gärung im Gärbehälter (aus rostfreiem Metall, Zement oder Holz) sind am Wein zahlreiche subtile Eingriffe durchzuführen, die das ganze Wissen und die ganze Intuition und Liebe des als Künstler anzusehenden Önologen erfordern.

Der Wein durchläuft nun folgende verschiedene Stufen:

- **Der Abstich.** Er ermöglicht die Klärung des Weins durch das Entfernen der Hefe und der Kohlensäure.

- **Die Filtration.** Sie wird mit Membranfiltern vorgenommen und vollendet die Klärung.

- **Das Auffüllen.** Der Gärbehälter oder das Faß wird regelmäßig aufgefüllt, um die Verdunstung auszugleichen. Dabei soll der Wein vor der Luft geschützt werden, um den „Säurestich" durch Essigbildung zu vermeiden.

- **Die Schönung.** Dieser Klärungsprozeß erfolgt durch Hühnereiweiß, Gelatine, Fischleim, Kasein oder auch durch ausflockbaren Ton.

- **Die mikrobiologische und die Weinsäure-Stabilisierung.** Diese Stabilisierung wird vorgenommen, um den Wein nach der Flaschenfüllung vor Schädigungen zu schützen.

- **Die Flaschenfüllung.** Nach der Flaschenfüllung erfolgt die Reifung im Keller (Alterung) bei einer Temperatur zwischen 10 und 12° und einem Feuchtigkeitsgehalt von 70%.

Die heutigen Önologen lassen sich in zwei Kategorien einteilen:

Die sogenannten „Stylisten", die darum bemüht sind, die Qualität des Weins zu optimieren, indem sie seinen vor allem mit der Region verknüpften typischen Charakter betonen.

Die sogenannten „Interventionisten", die eher darum bemüht sind, ihre eigene Persönlichkeit in den Wein einzubringen. Der von ihnen produzierte Wein ist zwar ohne Fehler, aber auch ohne den typischen Charakter seiner Region. Bei der Weinprobe erkennen die fachkundigen Kellermeister leichter den Önologen als das Herkunftsgebiet.

Biologische Weine

Darunter sind Weine aus biologischem Anbau zu verstehen.

Diese „Bio"-Weine haben lange unter der herablassenden Haltung der traditionellen Winzer und der Fachleute des Weinhandels gelitten. Allmählich haben sie es verstanden, Eindruck zu machen und sich mit der Produktion von sehr guten Weinen bis hin zu „Grands Crus" durchzusetzen.

In Frankreich gibt es erst 400 Winzer, die biologischen Weinbau betreiben. Sie produzieren jährlich 260 000 Hektoliter, was 0,5 % der französischen Produktion entspricht (Zahlen von 1993).

Meist im Auftrag von renommierten Häusern im Rahmen angesehener Bezeichnungen.

Diese „Bio"-Weine sind automatisch gesünder und von hoher Qualität. Eine immer stärkere Nachfrage ist zu verzeichnen, so daß von einem expandierendem Markt gesprochen werden kann.

IV

DER WEINKONSUM

Seit etwa vierzig Jahren sind beim Weinkonsum starke Veränderungen von einem Land zum anderen festzustellen. Paradoxerweise geht er in den Produktionsländern und besonders in Frankreich beträchtlich zurück, während in den Ländern, in denen kein Wein erzeugt wird oder zumindest keine ausgeprägte Weinbautradition besteht, eine Zunahme des Weinkonsums zu verzeichnen ist (siehe Anhang).

1. Weinkonsum in Frankreich

In Frankreich gibt es seit der Mitte des 19. Jahrhunderts jährliche Statistiken über den Weinkonsum, so daß die Entwicklung seit dieser Zeit verfolgt werden kann:

Jahr	Liter/Jahr/Einwohner
1850	59
1870	65
1883	130
1909	125
1910	170
1950	150
1957	135

Jahr	Liter/Jahr/Einwohner
1960	129
1980	91
1988	85
1990	74
1992	64
1994	62

Grundsätzlich läßt sich sagen, daß Ende des 19. Jahrhunderts und Anfang des 20. Jahrhunderts der Weinkonsum stark zugenommen hat (zwischen 1850 und 1910 um 280 %), während er seit Ende des Ersten Weltkriegs um fast 60 % zurückgegangen ist.

Dazu ist anzumerken, daß diese Zahlen Durchschnittswerte sind, bei denen die gesamte französische Bevölkerung berücksichtigt worden ist, wobei Personen unter 15 Jahren selten zu den Konsumenten zählen.

Um noch genauer zu sein, müßte man zusätzlich – was jedoch nicht möglich ist – den nicht unerheblichen Weinkonsum der weilenden Ausländer miteinbeziehen, was darauf zurückzuführen ist, daß Frankreich eines der ersten Touristenziele der Welt ist und Ausländer fast automatisch Wein trinken, wenn sie in diesem Land sind – selbst wenn es in ihrem eigenen Land nicht zu ihren Gewohnheiten zählt –, da der Wein ihrer Meinung nach sehr billig und besser als anderswo ist.
Um diese Entwicklung besser zu verstehen, sind genauere Untersuchungen erforderlich.

2. Weinkonsum bei den über vierzehnjährigen

Zwischen 1980 und 1995 ist die Zahl der regelmäßigen oder gelegentlichen Weinkonsumenten von 76 % auf 65 % gesunken, was bedeutet, daß der Anteil an Nicht-Konsumenten, d. h. die Erwachsenen, die nie Wein trinken, von 24 % auf 35 % gestiegen ist.

Weinkonsum ab einem Alter von 15 Jahren unabhängig vom Geschlecht

Konsum	1980	1995
Täglich	41,0 %	22,8 %
nicht jeden Tag	5,9 %	5,0 %
Regelmäßig	46,9 %	27,8 %
Ein- bis zweimal in der Woche	10,9 %	15,6 %
Seltener	18,6 %	21,9 %
Gelegentlich	29,5 %	37,5 %
Konsumenten (insgesamt)	76,4 %	65,3 %
Nicht-Konsumenten	23,6 %	34,7 %

Quelle: Umfrage vom Nationalen Institut für agronomische Forschung in Montpellier und von ONIVINS.

Unterschiede im Weinkonsum zwischen Männern und Frauen (15 Jahre und älter)

	Männer		Frauen	
	1980	1995	1980	1995
Täglich oder fast täglich	61 %	37 %	34 %	18 %
Ein- bis zweimal in der Woche	10 %	22 %	12 %	15 %
Weniger als einmal in der Woche	13 %	18 %	23 %	22 %
Nie	16 %	23 %	31 %	45 %

An dieser Tabelle läßt sich feststellen – wovon niemand überrascht sein wird –, daß der Anteil an Nicht-Konsumenten bei Frauen größer ist. Dafür gibt es zwei Erklärungen:

Die eine ist gesellschaftlicher Art: der Konsum von Alkohol ist ein Zeichen für männliches Verhalten. In der Gesellschaft existiert das Bild des Weintrinkers bei der Frau praktisch überhaupt nicht, während es beim Mann sehr ausgeprägt ist.
Die andere ist physiologischer Art: der weibliche Organismus besitzt eine geringere Alkoholverträglichkeit (siehe Seite 154)

Bei älteren Personen läßt sich feststellen, daß der Weinkonsum mit zunehmendem Alter abnimmt.

Weinkonsum im Alter im Unter-Elsaß

		Männer	Frauen
im Alter von	65 bis 69	19,5 %	1,0 %
	70 bis 74	18,5 %	1,2 %
	75 bis 79	17,5 %	1,2 %
	80 bis 84	17,0 %	1,4 %
	85 und älter	11,0 %	1,5 %

3. Wein und Lebensmittelausgaben

Seit 1950 hat der Anteil des Weins an den Lebensmittelausgaben der Franzosen beträchtlich abgenommen, obwohl er 1992 noch um die 10 % betrug, was nicht zu verachten ist. Was sich jedoch vor allem geändert hat, ist die Art des konsumierten Weins. Der einfache Wein, der sogenannte Tafel- oder Tischwein, wird immer mehr gemieden.

Die Entwicklung des Tafelwein-Konsums in den letzten vierzig Jahren

1955	128 Liter/Jahr/Einwohner	1985	65 Liter/Jahr/Einwohner
1960	120	1990	45
1970	100	1995	30
1980	85		

Beim Konsum von Qualitätswein ist dagegen ein starker Anstieg zu verzeichnen. Allerdings wird er vor allem bei Festlichkeiten getrunken.

Konsum von Qualitätswein	1980	1992
Täglich	9 %	23 %
Bei Familienfesten	35 %	38 %
Wenn Gäste kommen	48 %	71 %

Selbst wenn diese Statistik eher beruhigend wirkt, so läßt sie doch erkennen, daß 29 % der Franzosen keinen „guten" Wein auf den Tisch bringen, wenn Gäste kommen, was zeigt, daß selbst in dem größten Weinbauland der Welt noch viel zu tun ist.

4. Geographische Verteilung der Konsumenten

Alle Franzosen – bis auf einige Ausnahmen – trinken Wein, da dies zur Kultur des Landes gehört. Und dennoch kann der durchschnittliche Weinkonsum von einer Region zur anderen das Doppelte betragen. Wer würde glauben, daß er im Burgund am niedrigsten (25 %) und in der Picardie, wo Weinreben so selten vorkommen wie Kokospalmen, am höchsten (46 %) ist?

Der größte Rückgang ist bei den regelmäßigen Konsumenten festzustellen, die immer mehr dazu übergehen, nur gelegentlich Wein zu sich zu nehmen.

5. Warum trinken einige Personen weniger Wein?

Es ist aufschlußreich festzustellen, aus welchen Gründen einige Personen überhaupt keinen Wein trinken oder es nicht mehr regelmäßig tun. Erstaunlich dabei ist, daß in beiden Fällen eine zunehmende Tendenz zu verzeichnen ist.

Gründe für den Weinverzicht			Gründe gegen regelmäßigen Weinkonsum		
Hauptgrund	1990	1995	Hauptgrund	1990	1995
mag den Geschmack nicht	53,1 %	61,7 %	denkt nicht daran	18,5 %	20,7 %
aus gesundheitlichen Gründen	27,3 %	17,4 %	kein Bedürfnis vorhanden	32,5 %	29,4 %
trinkt grundsätzlich keinen Alkohol	3,8 %	5,8 %	nur bei passenden Gelegenheiten	26,8 %	22,8 %
im Umfeld trinkt niemand	4,6 %	3,3 %	im Umfeld wird nicht regelmäßig getrunken	8,2 %	3,4 %
ihn nicht schätzengelernt	2,3 %	2,3 %			
Einfluß der Anti-Alkohol-Kampagne	1,2 %	1,6 %	mit der Tätigkeit kaum zu vereinen	4,5 %	1,8 %
wirft kein gutes Bild auf die eigene Person	0,5 %	0,7 %	Einfluß der Aufklärungskampagne	0,9 %	15,9 %
zu teuer	0,4 %	0,4 %	zu teuer	3,0 %	1,5 %
andere Gründe	6,8 %	0,6 %	andere Gründe	5,6 %	4,5 %
Gesamt	100 %	100 %	Gesamt	100 %	100 %

Betrachtet man die zwei Tabellen genauer, so ist festzustellen, daß die Zahl derer, die aus Gründen des Geschmacks keinen Wein trinken, zugenommen hat, von 53,1 % im Jahre 1990 auf 61,7 % im Jahre 1995.

Nun wird der Geschmack jedoch über die Erziehung vermittelt, die Bestandteil jeder Kultur ist. Somit gehört der Geschmack des Weins immer weniger zum französischen kulturellen Erbe, wovon andere Getränke wie Coca-Cola profitieren, die sich durch die weltweite Ausdehnung der Kulturen immer mehr durchsetzen.

Früher ging man dazu über, Wein zu trinken, um sich mit dem Vater oder dem großen Bruder zu identifizieren. Heute trinkt man Coca-Cola, deren Geschmack genauso „schwierig" ist (anfangs sogar unangenehm) und an den man sich erst gewöhnen muß, um es seinen Freunden gleichzutun und damit dem Wunschbild amerikanischer Werbefachleute zu entsprechen.

Auffällig ist, daß bei den Nicht-Konsumenten die gesundheitlichen Beweggründe nicht mehr so oft angeführt werden (-10 %), was darauf hinweist, daß immer mehr Leute wissen, daß sich Wein und Gesundheit vereinbaren lassen. Klar ist dagegen, daß die Aufklärungskampagnen immer mehr regelmäßige Konsumenten dazu bringen, nur noch gelegentlich Wein zu sich zu nehmen (+15 % innerhalb von 5 Jahren).

6. Zukunftsaussichten

Der Winzer besitzt innerhalb der Landwirtschaft eine bevorzugte Stellung. Einige sind reich (vor allem wenn sie „Grands Crus" anbauen), andere sind weit davon entfernt, vermögend zu sein, aber insgesamt ist es ein Berufszweig, der sehr gut zurechtkommt, obwohl die Preise, die für den Verkauf der Produktion gezahlt werden, seit zehn Jahren kaum gestiegen sind.

Wie sieht jedoch die Zukunft des Weinbaus in zehn oder zwanzig Jahren aus, wenn der Weinkonsum weiterhin so zurückgeht, wie es seit Jahren der Fall ist?

Aus diesem Grund sind Fachleute der Ansicht, daß zu Beginn des dritten Jahrtausends die Verteilung der französischen Weinkonsumenten folgendermaßen aussehen müßte:

- 25 bis 30 % regelmäßige Weinkonsumenten;
- 39 bis 41 % gelegentliche Weintrinker;
- 30 bis 40 % Nicht-Konsumenten.

Zusammenfassend läßt sich der Weintrinker auf folgende Weise definieren:

Er trinkt nicht mehr so viel.
  Er achtet auf bessere Qualität (keine oder fast keine einfachen Weine).
  Er trinkt nicht mehr so regelmäßig, mehr gelegentlich.
  Er trinkt mehr mit Sachkenntnis (wählt Weine mit kontrollierter Herkunftsbezeichnung).

Dies besagt, daß es den Winzern in den kommenden Jahren nur dann gut gehen wird, wenn sie nicht nur auf die Qualität ihrer Produkte setzen, sondern auch die Verständigung untereinander verbessern.

7. Die weltweite Entwicklung des Weinkonsums

Diese nachlassende Vorliebe für Wein ist kein französisches Phänomen, sondern betrifft alle größere Weinbauländer.

Weinkonsum in Liter pro Jahr und Einwohner

		1975	1990
Erzeugerland	– Italien	110	70
	– Portugal	90	85
	– Spanien	75	48
	– Griechenland	37	35

Dagegen ist in den Ländern, in denen kein Weinbau betrieben wird, ein langsamer Anstieg des Weinkonsums zu verzeichnen.

Weinkonsum in Liter pro Jahr und Einwohner

		1975	1990
kein Erzeugerland	– Großbritannien	4	10
	– Dänemark	10	30
	– Niederlande	10	14
	– Belgien	16	19
	– Japan	0	1,2

Die Winzer sind somit gut beraten, ihr Heil auch im Export zu suchen, da der Weinkonsum im eigenen Land weiterhin zu sinken droht, während in den Ländern, in denen kein Wein erzeugt wird, eine Zunahme zu verzeichnen ist.

Im Anhang finden sich zusätzliche Statistiken über den Weinkonsum sowie über den Alkoholkonsum in den wichtigsten westlichen Ländern.

Kapitel IV

WEIN IST EIN LEBENSMITTEL!

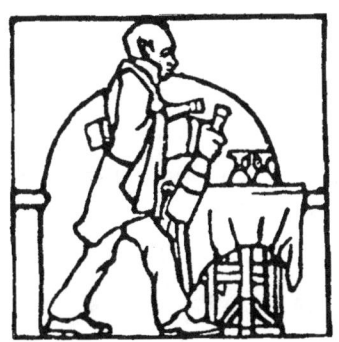

Ein Lebensmittel ist eine eßbare Substanz mit Makro- und Mikronährstoffen als Bestandteile, die zur Deckung des Nährstoffbedarfs des menschlichen Organismus beitragen.

Aufgrund dieser Definition ist Wein unbestritten ein Lebensmittel, da er Energie liefernde Makronährstoffe (Kohlenhydrate, einige Eiweiße) und vor allem Mikronährstoffe (Mineralsalze, Spurenelemente und sogar Vitamine) enthält.

Um den Nährwert eines Lebensmittels festzustellen, werden im allgemeinen 100 g auf ihre chemische Zusammensetzung untersucht. Bei einem Getränk werden 100 ml (10 cl) oder ein Liter analysiert.

Bei Wein empfiehlt es sich somit, einen Liter zur Grundlage der Analyse zu machen und ihn anschließend durch drei oder zwei zu teilen, um die Zusammensetzung von 33 oder 50 cl zu erhalten, die einer maßvollen täglichen Weinmenge entsprechen.

I

NÄHRSTOFFZUSAMMENSETZUNG DES WEINS

A
EIWEISSE

In Wein sind sehr wenig Eiweiße, 1 bis 2 g pro Liter, enthalten. Trotz dieser geringen Menge kommen fast alle essentiellen Aminosäuren darin vor. Es finden sich sogar einige Peptide (Moleküle aus mehreren Aminosäuren).

Dieser geringe Eiweißgehalt des Weins (im Gegensatz zum Traubensaft) ist zum Teil auf die Klärung zurückzuführen, die der Wein bei seiner Bereitung durchläuft und bei der der größte Teil entfernt wird.

Die tägliche Eiweißzufuhr beträgt durchschnittlich 1 g pro Kilo Körpergewicht, so daß Wein kein außergewöhnlicher Lieferant darstellt.

B
KOHLENHYDRATE

Bei der alkoholischen Gärung wird der größte Teil des im Traubensaft befindlichen Zuckers durch Hefe in Alkohol umgewandelt.

In Rotwein verbleibt eine geringe Menge Restsüße (Glukose und Fruktose), 2 bis 3 g pro Liter. In Weißwein kann mehr davon enthalten sein, bis zu 20 g pro Liter bei einigen sehr fruchtigen Weinen und sogar 100 g pro Liter bei einigen Likörweinen.

Bekanntlich ist die Verbindung Alkohol + Zucker wenig wünschenswert, da dadurch vor allem das Entstehen von Hypoglykämie begünstigt wird.

Neben den Kohlenhydraten enthält Wein auch andere Zuckerarten wie Polyole oder Alkohol-Zucker-Verbindungen wie Glyzerin oder Sorbit.

C
LIPIDE

Im Wein sind keine Lipide enthalten. Es ist sogar wichtig, daß bei der Weinbereitung keine entstehen, da dies einen unangenehmen Geschmack zur Folge hätte. Die einzige Gefahr geht von den Traubenkernen aus, deren Öl in zerdrücktem Zustand freigesetzt werden könnte.

Die Fettspuren, die manchmal an Rändern geleerter Weingläser zu sehen sind, gehen in Wirklichkeit auf eine Verbindung von komplexen Kohlenhydraten und Anthocyanen (Polyphenole) zurück.

D
BALLASTSTOFFE

Im Verzeichnis der Lebensmittelzusammensetzung sind bei Wein keine Ballaststoffe aufgeführt.

Einige Ballaststoffe der Traube, wie zum Beispiel Pektin, sind löslicher Natur und kommen wahrscheinlich in flüssigem Zustand im Wein vor, aber mit den gängigen Methoden zur Ermittlung des Ballaststoffgehalts ist man noch nicht in der Lage, sie ausfindig zu machen.

E
WASSER

Ein Liter Wein enthält unterschiedliche Mengen an Wasser:

- 730 ml bei einem lieblichen Wein;
- 880 ml bei einem 11 %-igen Weißwein;
- 920 ml bei einem 12 %-igen Rotwein.

F
ALKOHOL

Wein enthält verschiedene Arten von Alkohol. Die Alkoholmenge beträgt:

- 75 g/l bei einem 9 %-igen Wein;
- 88 g/l bei einem 11 %-igen Wein;
- 96 g/l bei einem 12 %-igen Wein;
- 160 g/l bei einem lieblichen Wein.

Diese Zahlen sind jedoch nur Durchschnittswerte, da der Alkoholgehalt eines Weins vom Zuckeranteil der geernteten Trauben und von der eventuellen Chaptalisierung abhängt.

Außerdem sollte man wissen, daß der Alkoholgehalt des Weins mit der Zeit abnimmt.

Neben Äthylalkohol enthält Wein Propyl-, Butyl- und Amylalkohol in sehr geringen Mengen.

Von Methylalkohol sind glücklicherweise nur Spuren vorhanden, da er sehr giftig ist. Deshalb ist es verboten, Rebstöcke anzupflanzen, die seine Entwicklung begünstigen.

G
MINERALSALZE

Einige Mineralsalze, wie zum Beispiel Kalium, sind in beachtlicher Menge in Wein enthalten.

Mineralsalze	Konzentration in 1 Liter Wein	empfohlene Nährstoffzufuhr pro Tag für einen Erwachsenen
Kalium	700 – 1600 mg	2000 – 5000 mg
Kalzium	50 – 200 mg	1000 – 1500 mg
Magnesium	50 – 200 mg	330 – 420 mg
Natrium	20 – 250 mg	2000 – 4000 mg
Phosphor	100 – 200 mg	1000 – 1500 mg

Es sei daran erinnert, daß die Konzentration der Mineralsalze durch drei oder zwei geteilt werden muß, um abzuschätzen, wieviel bei einem maßvollen täglichen Weinkonsum geliefert wird.

Magnesium und Kalzium sind ionisiert und werden deshalb im Dünndarm gut absorbiert. Der Gehalt an Natrium ist so gering, daß sogar während einer salzlosen Diät Wein getrunken werden kann.

H
SPURENELEMENTE

Spurenelemente	Konzentration in 1 Liter Wein	empfohlene Nährstoffzufuhr pro Tag für einen Erwachsenen
Eisen	2 – 10 mg	10 – 18 mg
Kupfer	0,2 – 1 mg	2 mg
Zink	0,1 – 5 mg	12 – 15 mg
Mangan	0,5 – 3 mg	5 mg

Einige Weine, wie der Médoc, enthalten viel Eisen, das zudem ionisiert ist, was die Aufnahme im Darmtrakt erleichtert.

Wein kann somit ein bedeutender Eisenlieferant sein, aber wenn er zuviel Tannin enthält, beeinträchtigt dies möglicherweise die Darmabsorption.

Außerdem können im Wein wenig wünschenswerte Spurenelemente enthalten sein: Aluminium, Blei und sogar Arsen.

I
VITAMINE

Vitamine	Konzentration in 1 Liter Wein	empfohlene Nährstoffzufuhr pro Tag	
		Männer	Frauen
B 1 Thiamin	0,1 mg	1,5 mg	1,3 mg
B 2 Riboflavin	0,1 - 0,2 mg	1,8 mg	1,5 mg
B 3 oder PP oder Niacin	0,7 - 0,9 mg	18 mg	15 mg
B 5 Pantothensäure	0,3 - 0,5 mg	10 mg	10 mg
B 6 Pyridoxin	0,1 - 0,4 mg	2,2 mg	2 mg

Es läßt sich somit feststellen, daß Vitamine – wenn überhaupt – nur in winzig kleinen Mengen im Wein vorhanden sind. Vitamin B 1 wird obendrein inaktiv, wenn sich Sulfite im Wein befinden, was leider bei zahlreichen Weinen, insbesondere bei einfachen Weinen, der Fall ist.

Außerdem ist anzumerken, daß kein Vitamin C darin vorkommt, obwohl in der Traube noch welches vorhanden war, und daß winzige Mengen B 12 enthalten sind.

J
POLYPHENOLE

Polyphenole stellen einen der interessantesten Aspekte des Weins dar. Der Polyphenolgehalt reicht von einigen Milligramm in Weißwein bis zu 1, 2 oder sogar 3 g/l in Rotwein. Zu Beginn befinden sie sich in den Schalen und Kernen der Weintrauben und in den Rappen. Durch den Alkohol werden sie herausgelöst und finden sich im Wein wieder. Diese Stoffe verleihen dem Wein seine vorbeugende Wirkung bei Herz-Kreislauf-Erkrankungen, worauf im übernächsten Kapitel näher eingegangen wird.

Bei den Polyphenolen unterscheidet man:
- Phenolcarbonsäuren;
- Flavonoide (oder Vitaminfaktor P);
- Anthocyane;

- Flavane, darunter Procyanidin und Catechin;
- Tannin;
- Chinon;
- Cumarin;
- Resveratrol.

K
MINERALSÄUREN

Dazu gehören vor allem Weinsäure, Apfelsäure und Salicylsäure. Durch sie wird der Wein zu einer sauren alkoholischen Flüssigkeit mit einem PH-Wert zwischen 2 und 3, was dem Säuregehalt des Magens nahekommt. Dadurch wird die Verdauung der in der Nahrung, insbesondere in Fleisch, befindlichen Eiweiße erleichtert.

L
ANDERE STOFFE

Wein enthält auch Aldehyde (20 mg/l), die mit dem Ester, dem Alkohol und den Phenolen die flüchtigen Stoffe bilden, die für das Aroma verantwortlich sind.

Im Wein befinden sich jedoch auch weniger wünschenswerte Stoffe, die Beschwerden hervorrufen können: Sulfit, Histamin, Tyramin, Serotonin usw.

II

IST WEIN EIN KRÄFTIGUNGSMITTEL?

Jahrhundertelang wurde Wein bei physischen Anstrengungen der Arbeiter zur Stärkung eingesetzt, da man davon überzeugt war, daß er kräftigende Wirkung besitzt und zudem Auftrieb verleiht.

Mein Urgroßvater, der in der zweiten Hälfte des 19. Jahrhunderts Forstwirt war, gab seinen Schnittholzsägern (die die Bäume von Hand zuschnitten) „per Vertrag" 4 Liter Wein, was 40 cl pro Arbeitsstunde entsprach. Zählt man diese Menge zu dem Wein hinzu, der zu den Mahlzeiten getrunken wurde, ergab dies einen täglichen Weinkonsum von 6 Liter.

Nebenbei bemerkt, haben einige ein für die damalige Zeit respektables Alter erreicht.

Später, im September 1949, kam man auf einem Ärztekongreß in Bordeaux zu dem Schluß: *„Ein Arbeiter muß mehr als einen Liter täglich und ein Intellektueller mehr als einen halben Liter täglich zu sich nehmen, um gesundheitlich wohlauf zu sein."*

Danach durchgeführte wissenschaftliche Arbeiten widersprechen jedoch eher dieser Vorstellung, die immer noch in vielen Köpfen vorhanden ist.

Mit seinen 500 – 600 Kilokalorien pro Liter scheint Wein auf den ersten Blick tatsächlich ein guter „Treibstoff" für den Organismus zu sein.

Betrachten wir einmal, welche Entwicklung der Alkohol, der einzige energetische Nährstoff des Weins, nimmt, wenn er erst einmal in den Organismus gelangt ist.

Zunächst findet ein großer Wärmeverlust statt. Jeder kennt dieses Phänomen, wenn er auf einem feuchtfröhlichen Fest ist und die Gäste freiwillig ihre Jacke ausziehen und den Hemdkragen aufknöpfen.

Genauso besteht nach einem Abendessen, bei dem Wein getrunken wurde, ein viel geringeres Bedürfnis, sich beim Schlafengehen zuzudecken. 65 % bis 70 % der in Alkohol enthaltenen Energie wandelt sich nämlich in Wärme um. Dünne oder körperlich aktive Menschen sind stärker davon betroffen als dicke oder körperlich passive Personen. Wenn man sich nach einem Essen mit Alkoholgenuß körperlich betätigt (sei es nur gehen), wird die Wärmeverteilung aktiviert, so daß eine bessere Luftzirkulation gewährleistet ist und der unangenehme Stauungseffekt, der sich ohne körperliche Bewegung einstellen könnte, vermieden wird.

Ein Teil der Energie (5 % bis 10 %) entweicht über den Harn, den Schweiß und sogar über den von der Lunge ausgestoßenen Wasserdampf.

Nur 20 % der gelieferten Energie stehen dem Gehirn, dem Nervengewebe und den roten Blutkörperchen zur Verfügung. Entgegen der lange vorherrschenden Meinung zählen die Muskeln nicht zu den Energieempfängern.

5 % bis 10 % der Energie können, insbesondere bei übermäßigem Alkoholgenuß, in der Leber in Fettreserven umgewandelt werden.

III

WEIN IN VERBINDUNG MIT SPORT

Ab einer bestimmten Menge (mehr als 2 Gläser Wein) kann Alkohol aufgrund seiner negativen Auswirkungen auf die Muskeln bei der Ausübung von Sport zu Nachteilen führen.

Befindet sich Alkohol im Blut, ist die Verfügbarkeit von Glukose (wahrer Treibstoff der Muskeln) um 30 % herabgesetzt. Außerdem ist der Mechanismus blockiert, der normalerweise bei Bedarf die Umwandlung der Fettreserven in Glukose (Glukoneogenese) ermöglicht. Des weiteren steigt der Säuregehalt im Blut stark an, wodurch die Ausdauer eingeschränkt wird, und es kommt zu einer vermehrten Anhäufung von Stoffwechselrückständen (Harnstoff, Harnsäure). Schließlich besteht neben dem Hypoglykämierisiko die Gefahr, über die Harnwege einen Magnesiumverlust zu erleiden. Dies besagt, daß entgegen der lange vorherrschenden Meinung übermäßiger Alkoholgenuß dazu beitragen kann, die Muskelleistung zu beeinträchtigen (Rückgang des Tonus, Verlängerung der Reaktionszeit insbesondere bei Ausdauersport).

Durch den Alkoholkonsum kann es für den Sportler zu weiteren schädlichen Erscheinungen kommen, die zu Beeinträchtigungen führen.

Dadurch, daß den Zellen Wasser entzogen wird, kann ein störendes Schweregefühl, insbesondere in den Gliedmaßen, entstehen. Außerdem wird durch die harntreibende Wirkung des Alkohols die Dehydrierung beschleunigt.

Es kommt auch zu einer leichten Bronchienverengung, wodurch die Sauerstoffaufnahme des Bluts beeinträchtigt wird.

Ein Sportler sollte wissen, daß das nach dem Genuß von Alkohol empfundene Wärmegefühl oberflächlicher Natur ist. In Wahrheit kommt es zu einer Senkung der Körpertemperatur, die um so ausgeprägter ist, je unzureichender die Versorgung mit komplexen Kohlenhydraten war. Somit ist zu verstehen, welches Risiko man eingeht, wenn man sich dazu hinreißen läßt, einen Kaffee mit Schnaps inklusive Glühwein vor oder während einer sportlichen Betätigung in der Kälte zu sich zu nehmen (Skifahren, Schlittschuhlaufen, Bergsteigen).

Im Leistungssport genügen bereits geringe Mengen von Alkohol, um die Leistung zu beeinträchtigen.

Zusammenfassend läßt sich sagen, daß Alkoholgenuß vor oder während einer sportlichen Aktivität je nach Menge folgende Auswirkungen hat:

- Dehydrierung;
- Glukosemangel in den Muskeln;
- Leistungsabfall;
- sinkende Wachsamkeit.

Etliche werden verstehen, daß vom Genuß alkoholischer Getränke vor oder während einer sportlichen Betätigung nachdrücklich abgeraten werden muß, aber wie sieht es mit der Zeit danach aus, d.h. nach der körperlichen Anstrengung?

Nach einer sportlichen Aktivität ist immer noch Vorsicht geboten, vor allem dann, wenn die Betätigung am nächsten Tag wiederholt wird (Tennisturnier, Radrennen ...).
 Denn der Genuß von alkoholischen Getränken nach einer großen körperlichen Anstrengung kann dazu führen, daß der Säuregehalt

im Blut stark ansteigt, die Regeneration der Muskeln beeinträchtigt wird (der Muskelkatereffekt hält länger an) und der Mineralsalzverlust zunimmt (länger anhaltende Müdigkeit).

Wenn übermäßiger Alkoholgenuß zwischen sportlichen Aktivitäten zur Regel wird (u.a. im Rugby häufig der Fall), kann dies Vitaminverlust (Vitamin B 1, das für die Verstoffwechselung von Glukose notwendig ist, oder Vitamin D, das für die Mineralisierung der Knochen benötigt wird), aber auch Mineralsalzverlust (Magnesium, was zu Krämpfen führen kann, oder Kalzium) zur Folge haben.

Frauen produzieren von Natur aus halb soviel Enzyme für die Verstoffwechselung von Alkohol und verfügen über wenig Muskelmasse, so daß sie schon auf einen geringen täglichen Alkoholkonsum empfindlich reagieren.

Ein Sportler kann in den Ruhe- oder Trainingsphasen ein oder zwei Gläser Wein zu einer Mahlzeit (insbesondere Abendessen) trinken, aber niemals am Tag vor, während oder nach einer sportlichen Betätigung.

Zu diesem mäßigen Genuß ist sogar zu raten, da der Sportler dadurch von der starken antioxydierenden Wirkung der Polyphenole profitiert, die darin besteht, die vor allem bei Leistungssport in großer Menge freigesetzten freien Radikale unschädlich zu machen.

Wichtig ist jedoch, daß es sich um mäßigen Alkoholkonsum handelt, denn in großen Mengen trägt Alkohol selbst zur Bildung von freien Radikalen bei.

Sport kann sogar bei der Rehabilitation von ehemaligen Alkoholikern von Nutzen sein. Wandern oder Radwandern bieten zum Beispiel gute Betätigungsmöglichkeiten.
    Wer Leistungssport betreiben will (oder kann), ist mit Marathon oder Triathlon gut beraten, da dabei die Willensstärke trainiert wird.

IV

MACHT WEIN DICK?

Männer, die regelmäßig Wein trinken, aber keine Alkoholiker sind, haben die Feststellung gemacht, daß sie einige Kilo (sofern sie übergewichtig sind) abnehmen, sobald sie dazu übergehen, nur noch Wasser zu sich zu nehmen.

Es gibt jedoch auch zahlreiche Vertreter des männlichen Geschlechts, die behaupten, mit der Phase 1 der Montignac-Methode beeindruckende Ergebnisse zu erzielen, ohne dabei auf das Glas Wein nach dem Essen zu verzichten. Es stellt sich nun die Frage, ob Wein dick macht.

Wein liefert doch Energie!

Bekanntlich liefern energetische Nährstoffe eine bestimmte Menge an Energie, die normalerweise in Kalorien, genauer gesagt in Kilokalorien, ausgedrückt wird:

- 1 g Eiweiß liefert 4 kcal;
- 1 g Kohlenhydrate liefert 4 kcal;
- 1 g Fett liefert 9 kcal.

Man sollte wissen, daß 1 g Alkohol 7 kcal liefert.

Somit ist beim Wein von einem unterschiedlichen Kaloriengehalt auszugehen, der sowohl vom Alkoholanteil als auch von der Zuckerkonzentration abhängt.

- 540 kcal bei einem Liter 9 %-igen Rotweins;
- 690 kcal bei einem Liter 12 %-igen Rotweins;
- 700 kcal bei einem Liter 11 %-igen Weißweins;
- 1520 kcal bei einem Liter lieblichen Weißweins.

Aber hat es irgendeine Bedeutung, den Kalorienwert eines Weins zu kennen? Denn es handelt sich um den theoretischen Wert eines in eine Flasche gefüllten Getränks. Wenn der Wein jedoch erst einmal in den menschlichen Organismus gelangt ist, entwickelt er sich sehr unterschiedlich.

Die Kalorienaufnahme hängt zunächst von der Tageszeit ab und ist abends höher als morgens. Dann sind Unterschiede festzustellen je nachdem, ob der Wein auf nüchternen Magen oder zu einer Mahlzeit getrunken wird (wie übrigens der in beiden Fällen sehr unterschiedliche Blutalkoholspiegel zeigt). Des weiteren spielt die Zusammensetzung der Mahlzeit eine Rolle, denn die Absorption von Alkohol (wie bei Zucker) ist je nach Ballaststoffgehalt der zugeführten Lebensmittel (insbesondere lösliche Ballaststoffe) mehr oder weniger stark.

Außerdem ist nunmehr bekannt, daß sich durch eine kalorienreduzierte Diät keine Gewichtsabnahme erzielen läßt. Untersuchungen haben nämlich seit langem gezeigt, daß es bei der Gewichtszunahme nicht auf den Energiefaktor ankommt. Um abzunehmen, müssen die Lebensmittel nach der Qualität, und nicht nach der Quantität ausgewählt werden. Die in der Diätetik vorherrschende Kalorienbesessenheit gehört somit der Vergangenheit an.

Deshalb ist es aufschlußreicher, sich mit Arbeiten zu befassen, bei denen es darum geht, ob durch den Weinkonsum eine Gewichtszunahme begünstigt wird oder nicht, um dadurch herauszufinden, ob man trotz einer angestrebten Gewichtsabnahme weiterhin Wein trinken darf.

Anhand der Statistik läßt sich zunächst feststellen, daß der prozentuale Anteil an Fettleibigen bei den Weintrinkern nicht höher ist als bei denjenigen, die nicht zu den Konsumenten zählen.
Dann sollte man wissen, daß die Wirkung des Weins nicht mit der Anzahl der getrunkenen Gläser zusammenhängt, sondern damit, in welchem Verhältnis diese zusätzliche Energiezufuhr zur aufgenommenen Nahrung steht.
Wenn nach einem normalen Essen eine gehörige Menge Wein (ab drei Gläser) getrunken wird, kann dies tatsächlich eine Gewichtszunahme begünstigen. Wenn er dagegen als Ersatz für einen Teil der Nahrung dient, die normalerweise verzehrt worden wäre, droht keine Gewichtszunahme. Es kommt sogar eher zu einem Gewichtsver-

lust, da durch den Wein ein Teil der im Essen enthaltenen Energie kompensiert wird. Diese Gewichtsabnahme würde jedoch auf Kosten der mageren Masse gehen, was gefährlich sein kann.

Alles hängt davon ab, ob Kohlenhydrate oder Lipide durch Wein ersetzt werden. Wie dem auch sei, sicher ist, daß durch den Genuß eines Glas Weins nach einem normalen Essen die Abnahme der Fettmasse begünstigt wird, was an zwei Reaktionen deutlich wird: eine relative Verringerung der Insulinsekretion (- 1,4 Einheiten/Liter) und eine Zunahme des Energieverbrauchs um 7 %.
Wenn zu einem üppigen Essen mehr als drei Gläser Wein getrunken werden, empfiehlt es sich, den Energieverlust durch eine bessere Luftzirkulation (Jacke ausziehen, Hemdkragen lockern, Fenster öffnen...) zu steigern oder den Energieverbrauch durch eine körperliche Betätigung nach dem Essen zu erhöhen, um eine mögliche Gewichtszunahme einzugrenzen.

Es ist festzuhalten, daß bei älteren Personen die Nährstoffe nicht mehr so gut vom Darm absorbiert werden, und daß dadurch der Alkohol nicht mehr so gut gespeichert werden kann.
Übermäßiger Alkoholgenuß ist somit von älteren Personen leichter zu verkraften als von jüngeren Erwachsenen.

Abschließend läßt sich sagen, daß bis zu einer Menge von 30 g Alkohol pro Tag (dies entspricht 3 Gläsern Wein mit 10 cl Inhalt), die auf zwei Hauptmahlzeiten verteilt werden, bei einer gesunden Person von normaler Statur (zum Beispiel in der Phase 2 der MONTIGNAC-METHODE) keine Gewichtszunahme droht.

Wer gerade dabei ist, abzunehmen (Phase 1), kann diese Alkoholmenge zu sich nehmen, ohne deshalb den Abmagerungsprozeß unterbrechen zu müssen. Voraussetzung ist allerdings, daß die entsprechende Menge an Lipiden (Fette) weggelassen wird.

Bei Männern oder Frauen mit sitzender Lebensweise ist der mögliche tägliche Weinkonsum in der Abmagerungsphase auf zwei Gläser beschränkt, um keine Gewichtszunahme zu riskieren.

KAPITEL V

SEIT DER ANTIKE IST DER WEIN
EIN MEDIKAMENT

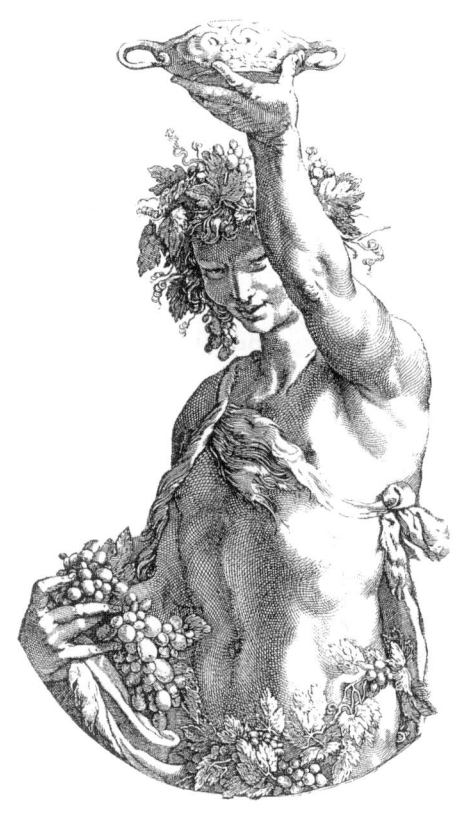

Die Geschichte der antiken Medizin lehrt uns, daß der Wein seit seiner Entdeckung durch den Menschen weitgehend Bestandteil ihres therapeutischen Arsenals war.

Bei den Griechen, den Ägyptern und den Römern, in biblischen Zeiten und im Mittelalter oder auch in der Renaissance, doch auch vom Jahrhundert der Aufklärung bis zu jenem, in dem die Industrielle Revolution ihren Anfang nahm, blieb der Wein in der traditionellen Medizin eines der geläufigsten Heilmittel.

Er behielt diesen ehrenvollen Platz, bis die moderne Biologie andere Medikamente an seine Stelle setzte: die Erzeugnisse der pharmazeutischen Industrie.

Seines medizinischen Heiligenscheines beraubt, wurde der Wein so nach dem letzten Weltkrieg leichte Beute der puritanischen Anti-Alkohol-Ligen, die ihn allmählich in das Ghetto, wenn schon nicht der zu verteufelnden, so doch wenigstens der verdächtigen Getränke verbannten.

Seit 20 Jahren versuchen namhafte Ärzte, vergeblich, uns mitzuteilen, daß dieses Schicksal völlig ungerecht ist, da gerade die moderne wissenschaftliche Forschung es ermöglicht, die heilsamen Wirkungen des Weines auf die Gesundheit zu bestätigen.

Der kürzliche Medienrummel um das seitdem berühmte „französische Paradoxon" war notwendig, damit wiederentdeckt werden konnte, daß der Wein auch ein Medikament ist, und besonders, daß er außerordentliche Eigenschaften auf dem Gebiet der Herz-Kreislauf-Erkrankungen besitzt.

Die älteste Erwähnung eines therapeutischen Gebrauchs des Weines, die von den Archäologen entdeckt wurde, ist eine Inschrift im Grabe des Plah-Hotep, der etwa 4000 Jahre v. Chr. in Ägypten lebte. Eine ähnliche, auf 3000 v. Chr. datierte Botschaft ist außerdem auf einer sumerischen Tafel aus der Stadt Nippur gefunden worden.

A
IM ANTIKEN GRIECHENLAND

In den Asklepios (Äskulap), dem Gott der Heilkunde, geweihten Tempeln praktizierten die Griechen ursprünglich eine Zaubermedizin.

Echte Heilmittel jedoch ersetzten sie nach und nach. Darunter nahm der Wein einen bevorzugten Platz ein.

Homer gibt z. B. an, daß die Verletzungen des Philoktet, die er sich bei der Belagerung Trojas zuzog, mit Wein aus Podaleirus behandelt wurden.

Doch mit Hippokrates (460-377 v. Chr.), dem Vater der modernen Medizin, von dem viele Regeln heute noch aktuell sind, wurde der Wein Gegenstand einer regelrechten Weihe auf dem Gebiet der Heilkunde.

Die modernen Ärzte sollten, wenn sie ihren „Eid" ablegen, also diesen meisterlichen Ausspruch im Sinne haben: „Der Wein ist für den Menschen eine wunderbare Sache, wenn man ihn bei Gesundheit wie bei Krankheit je nach der individuellen Verfassung in geeigneter Menge verabreicht."

Hippokrates, dem es nicht an Humor fehlte, behauptete, daß der Ernst und die Traurigkeit verantwortlich für die Krankheit wären. Deshalb riet er zum Weintrinken, denn, so sagte er, „das erweitert die Milz und gibt gute Stimmung". Man kann indessen sehen, daß er den Wein nicht unbedacht empfahl, wenn er präzisierte: „Die Dinge werden nur zu Heilmitteln, wenn sie zu günstiger Zeit angewendet werden: Der Wein ist, wenn er entsprechend verabreicht wird, ein Medikament; wenn man ihn hingegen dem Kranken zu falscher Zeit zu trinken gibt, so daß Raserei und Delirium begünstigt werden, kann man ihn nicht mehr Heilmittel nennen, sondern Krankheitsursache."

Doch neben der inneren Anwendung riet Hippokrates auch dazu, den Wein zur Behandlung von Verletzungen oder bestimmter Rheumatismen als Pflaster oder in Salben zu verwenden.

Etwas später erfand Theophrastus (372-287 v. Chr.) die medizinischen Weine, indem er Kräuter und Gewürze mit bekannten phytotherapeutischen Eigenschaften beimischte.

B
IN ROM

Im antiken Rom hat der Wein nichts von seinen therapeutischen Qualitäten verloren. Zahlreiche Autoren bezeugen dies.

Dioskurides (1. Jahrhundert n. Chr.) schreibt in seiner Abhandlung „De Materia medica": „Der gute, natürliche Wein erwärmt, ist leicht verdaulich, gut für den Magen, regt den Appetit an, ist nahrhaft, verbessert den Schlaf, stärkt den Körper und verleiht ihm eine gesunde Farbe."

Der Naturforscher Plinius der Ältere, der beim Ausbruch des Vesuvs im Jahre 79 unserer Zeitrechnung in Pompeji Opfer seiner beruflichen Neugier wurde, hat in seiner Abhandlung über die Naturgeschichte an die medizinische Anwendung nicht nur des Weines, sondern auch der Ranken, der Weinblätter und der Traubenkerne erinnert. Man kann aus seiner Feder insbesondere lesen: „Der Wein ist kräftigend, appetitanregend, hypnotisch oder euphorisch und die Verdauung verbessernd", und er schließt sich den hippokratischen Lehren an, indem er bestätigt: „Der Wein für sich allein ist ein Heilmittel, er nährt das Blut des Menschen, er erfreut den Magen und läßt Kummer und Sorgen verschwinden."

Celsus, ein Heilkundiger im Zeitalter von Augustinus bestätigt seinerseits die Ideen Galens in bezug auf den günstigen Einfluß des Weines auf denjenigen, der ihn anwendet.

In dem Bericht, den uns Petronius Arbiter über jenes berühmte Gastmahl des Trimalchion hinterläßt, deutet alles darauf hin, daß die Römer dieser Epoche sich bemühten, diese guten Ratschläge zu befolgen. Der Gastgeber wandte sich mit den folgenden Worten an seine Gäste: „.... Der Wein lebt länger als der Mensch: trinken wir also wie Schwämme, denn der Wein ist das Leben."

Schließlich kann man Galen zitieren (130-201 n. Chr.), der erzählt, wie er eine Verdauungsstörung des Kaisers Mark Aurel behandelte: „Ich verschrieb ihm ein Glas mit Pfeffer überstreuten Weines."

C
IN BIBLISCHEN ZEITEN

Mehr als 450mal wird der Wein wegen seiner Wohltaten in der Bibel zitiert. So legt Paulus Thimotheus nahe, sein Magengeschwür durch Weintrinken zu behandeln.

Der Talmud in Babylon betrachtet ebenfalls dieses Getränk als wirksamstes aller Heilmittel.

D
IM MITTELALTER

Mit dem Fall des Römischen Reiches gerieten die Arbeiten von Hippokrates und Galen zeitweise in Vergessenheit. Gott wurde als der einzige angesehen, der einen Kranken heilen konnte, sofern er den Glauben besaß. Nur die Mönche dieser Zeit, die auch Winzer waren (und sei es auch nur, um den Meßwein zu produzieren), behandelten weiterhin mit Wein, in dem sie Heilpflanzen ziehen ließen, die sie in ihrem Garten anbauten.

Doch mit der Medizinischen Schule von Salernum in Kampanien (Italien), die im 9. Jahrhundert ihre Blütezeit hatte, gewann die Überzeugung wieder Oberhand, daß der gegorene Traubensaft therapeutische Tugenden in sich trug – sogar so weit, daß über dem Eingangstor des Spitals folgender Sinnspruch eingraviert war: „Trinke etwas Wein."

Die Lehrbücher dieser wunderbaren „medizinischen Fakultät" führen das Prinzip genauer aus. Man kann darin im besonderen lesen: „Der gute Wein verleiht den Alten wieder Jugend. Der reine Wein hat vielfache gute Wirkungen, er stärkt das Gehirn, macht den Magen selig, verjagt schlechte Launen und befreit überlastete Eingeweide. Er macht den Geist lebhaft, die Augen glänzend, das Gehör fein, befreit von Korpulenz und verleiht im Leben eine robuste Gesundheit."

Außerhalb der Schule von Salernum, die bis ins 12. Jahrhundert eine große Ausstrahlung hatte, preist ein berühmter arabischer Arzt, Avicenna (980-1037) ebenfalls die Verdienste des Weines, von dem er versichert, daß er „der beste Freund der Weisen" sei.

Das Ende dieser mittelalterlichen Periode (vom 12. bis zum 14. Jahrhundert) erlebt die Herrschaft der scholastischen Medizin, besonders mit der Einweihung des medizinischen Lehrstuhls in Montpellier im Jahre 1220. Hier untersucht man vor allem die alten medizinischen Texte, von denen man sich weitgehend anregen läßt.

Im „Antidotaire Nicolas" (Verzeichnis der Gegenmittel) enthält fast die Hälfte der medizinischen „Rezepte" Wein.

Am häufigsten jedoch ist der Wein eine der Grundlagen der verschiedenen Heilverfahren. Dies ist die Epoche der berühmten Theriaks, der Allheilmittel mit einer Unmenge Zutaten. Alle diese Präparate zielten darauf hin, „die Hitze des Körpers wieder herzustellen", „die Leber-, Milz- oder Blasengänge zu befreien", die „schädlichen Launen" zu beseitigen, die Verdauung zu erleichtern oder auch Wunden auszuspülen. Denn viele Heilmittel, die Wein enthielten, waren zu äußerer Anwendung bestimmt.

Henri de Mondeville (1260-1320), ein bedeutender Kriegs-Chirurg, befürwortete das Trinken von Wein bereits am Tage nach einer Operation in der Folge einer Verletzung. „Doch der Wein", so sagte er, „sollte der beste sein, den man finden kann, leicht, aromatisch und angenehm zu trinken. Man kann einen Pariser Schoppen (50 cl) davon zur Morgenmahlzeit geben und einen halben Schoppen am Abend."

Arnaud de Villeneuse (1240-1320) hatte eine ganz besondere Vorliebe für Weißweine, „die weniger Hitze geben und weniger nahrhaft sind, weniger das Gehirn verletzen und mehr Harn treiben als die anderen. Sie sind besser für die Schüler und Studenten, die Weine verwenden sollen, die verträglich für den Verstand sind. Desgleichen sind sie geeignet für jene, die ein müdes Gehirn haben, sei es von Natur aus oder erworben."

Boccaccio erzählt, daß er der Pestepidemie dadurch widerstand, daß er mäßig Wein trank.

Im 14. und 15.Jahrhundert wurde in den Spitälern Wein als tägliche Kraftnahrung gereicht. Die Insassen des Spitals in Überlingen, am Bodensee, erhielten laut der dortigen Weinordnung immerhin pro Tag zwei Liter Wein.

E

IN DER RENAISSANCE

Die hippokratischen Prinzipien wie auch die Galens blieben lange Zeit die Referenz, denn die Arbeiten von Forschern wie Harvey und Pecquet über den Blut- und Lymphkreislauf hatten es recht schwer, sich durchzusetzen.

Das Arzneibuch der Epoche wurde immer noch von den Pflanzen beherrscht. Die Entwicklung der Kenntnisse und die Öffnung der Welt jedoch, die diese Epoche kennzeichnen, und ihre weitgehenden Bezüge auf die Antike sollten den Wein in seinen medizinischen Heilwirkungen bestätigen. Einer seiner wichtigsten Lobredner und Propagandisten ist niemand anders als François Rabelais, von dem man zu oft vergißt, daß er ein respektierlicher Arzt an der Fakultät von Montpellier war.

Er proklamierte laut und deutlich: „Der Rebensaft reinigt den Geist und erhöht den Verstand, besänftigt den Zorn, vertreibt die Traurigkeit und verschafft Freude und Glückseligkeit."

Er riet besonders zu Johanniskraut in Glühwein als Wundheilmittel, zur Linderung stechender Schmerzen. Denn die medizinischen Rezepte, die in Wein eingeweichte Pflanzen enthielten, wurden in der Epoche besonders empfohlen: für ihre antiseptische Wirkung, um Infektionen auf dem Gebiet der HNO zu behandeln, Husten zu beruhigen, die Milchbildung der Ammen anzuregen, gegen Gelbsucht oder auch als Aphrodisiakum (41 Mittel waren bekannt, um „das Feuer der Liebe anzufachen").

Den Gichtleidenden hingegen wurde vom Wein abgeraten.

Hier einige Rezepte des deutschen Meister Sebastian aus dem Jahr 1581:
Augentrost: Tu das Kraut in Wein, ist gut für Sauberkeit der Augen.
Aniswein: Er öffnet die Verstopfung, ist gut für das Grimmen, mehret den Frauen die Milch, vertreibet Nierenweh.

Romarinwein: Ist gut zu alten Siechtagen, stärkt Glieder und Adern, macht damit gewaschen – schön Antlitz, macht wohlschmeckenden Anmut, gut Zahnfleisch und heilet Krebs und Fistel.

Salbeiwein: Ist gut zu allen Gebrechen des Zahnfleiches, der Geäder und Glieder und hilft im voraus in Sachen des Magens.

Der Zeitgenosse von Rabelais, Michel de Montaigne, war, abgesehen von seinem Status als Literat und Moralist (wenn nicht Philosoph), auch Winzer aus Bordeaux. Er bekämpfte seine Harnsteine, indem er bevorzugt trockene Weißweine einnahm, und machte dies überall bekannt, da er feststellte, wie wirksam diese Therapie war. Der unermüdliche Reisende, stets auf der Suche nach Kultur und Weisheit, versäumte nicht den Aufenthalt an den Ufern des Genfer Sees, wo er Kuren mit dem kleinen Wein aus Villeneuve befolgte, einem Weißwein mit anerkannt harntreibender Wirkung. Der weinliebende Philosoph betonte, ein Anhänger der Schule von Salernum zu sein, als er in seinen Essais schrieb: „Ich habe Sylvius, einen ausgezeichneten Arzt aus Paris, sagen hören, daß, um die Kräfte des Magens zu wahren und damit sie nicht schwerfällig werden, es geraten sei, sie einmal im Monat durch ein Übermaß an Wein anzuregen und zu reizen, um sie davor zu bewahren, träge zu werden." Diese Praktiken waren übrigens bei dem holländischen Humanisten Erasmus üblich, der in den Weinen aus Beaune das ideale Mittel gefunden hatte, um seine träge Verdauung wachzurütteln.

Ambroise Paré, Chirurg aus Valois, wendete bei der Behandlung der Blessuren seiner auf dem Felde der Ehre getroffenen Patienten methodisch Rotweinumschläge an. Diese Therapeutik wird besser verstanden, seit die antibiotischen Eigenschaften zahlreicher Rotweine, und im besonderen der Medoc-Weine, hervorgehoben wurden.

Zwölf Tugenden sagte der kurfürstlich-bayerische Hofbibliothekar Albertinus im Jahre 1604 dem Wein nach:

Erstlich bessert er die Verdauung,

zum andern treibt er den Harn,

drittens macht er die Mißfarbigen lieblich rot,

    daß sie blühen wie Zinskappen,

viertens bringt er einen guten Geruch,

zum fünften stärkt er die Natur der Geburt.
Zum sechsten erfreut er das Gemüt und Blut,
zum siebten erquickt er die natürliche Hitz
und machet er gute Hoffnung.
Zum neuenten machet er den Menschen keck und kühn in der Gefahr.
Zum zehnten machet er des Jammerns und Elends vergessen.
Zum elften vertreibt er den Geiz von den Leuten
und macht sie freigiebig.
Zum zwölften machet er alte Männer und Weiber jung.
In Summa – guter Wein ist halbes Leben.

F
SEIT DEM JAHRHUNDERT DER AUFKLÄRUNG

Wie uns Molière mit seinem Humor wieder ins Gedächtnis gerufen hat, waren der Aderlaß, das Abführmittel und das Klistier zu dieser Zeit das Tryptichon jeder „seriösen" Medizin.

Doch das bedeutet keineswegs, daß jeglicher Bezug auf den gegorenen Rebensaft aufgegeben worden sei. Ganz im Gegenteil hatte der Wein stets seinen Platz als Grund-Therapeutikum. So verschrieb Fagon, der Leibarzt des Sonnenkönigs (Ludwigs XIV.) seinem illustren Patienten, als dieser an einem Gichtanfall litt, den Ersatz des Burgunders, der täglich zum königlichen Menu gehörte, durch Wein aus der Champagne.

Desgleichen hat der Arzt Helvetius, der für die Gesundheit des Herrschers sorgen mußte, über zwanzigmal bei insgesamt 60 Verordnungen die Anwendung von Wein im Sinne eines Medikaments verschrieben. Dieser berühmte Praktiker erklärte in der Tat, daß „man sich dem mäßigen Gebrauch des Weines nicht entgegenstellen soll, denn er ist nützlich und selbst notwendig, um die Verdauung zu erleichtern und den Magen der Genesenden zu stärken".

Der Chemiker Fourcroy war ebenfalls dieser Ansicht, als er schrieb: „Der Wein ist ein ausgezeichnetes Heilmittel für Leute, die ihn nicht gewohnheitsmäßig einnehmen. Er ist ein höchst wirksames Tonikum, Magenstärkungsmittel, Stärkungsmittel (Energiefaktor) und Herzmittel."

Zu dieser Zeit war sich die überwiegende Mehrheit der Mitglieder der Ärzteschaft in Frankreich wie im Ausland darüber einig, daß dem Wein medikamentöse Heilwirkung zuerkannt werden mußte, die weit über die Verbesserung von Verdauungsproblemen hinausgingen. Es mag überraschend erscheinen, daß ausgerechnet in den angelsächsischen Ländern dieses Prinzip noch am festesten verankert ist.

Man erinnere sich daran, daß durch Veranlassung Cromwells – unter dem Vorwand einer Rückkehr zur „sittlichen Reinheit" – der Weinanbau in Großbritannien abgeschafft wurde; dabei hatte er hier floriert. Von da an sind die Engländer große Liebhaber französischer Weine (besonders aus Bordeaux) geworden, doch selbst wenn sie sich zwangsläufig zu weniger regelmäßigen Weintrinkern entwickelt haben, so haben sie doch nie aufgehört, sich damit zu behandeln.

In der Enzyklopädie von Diderot und d'Alembert ist ein langer Artikel den Heilwirkungen der verschiedenen Weine gewidmet: „Die Weine aus Orléans stärken den Magen ... die Weine aus dem Burgund sind nahrhaft ... Der Rotwein aus Bordeaux ist streng (herb), er stärkt die Kraft des Magens, er verwirrt weder den Kopf noch die Verrichtungen des Geistes, er verbessert sich durch den Transport, er ist vielleicht der wohltuendste Wein Europas. Die Weine aus der Champagne strömen einen feinen Geruch aus, der in das Gehirn dringt ..."

Voltaire erklärt: „Etwas Wein, in Maßen eingenommen, ist ein Heilmittel für die Seele und den Körper."

G
IM 19. JAHRHUNDERT

Noch bis ins 19. Jahrhundert stand als Heilmittel an der Spitze aller ärztlichen Verordnungen der Wein.

Die damaligen Krankenhäuser verfügten in der Regel über einen gut sortierten Weinkeller und bei der Krankenvisite gehörte häufig die Weinverordnung zur Therapie; wobei die Art des Weines, die Häufigkeit und die Menge der Einnahme genau festgelegt wurden.

Eine Statistik über den Weinverbrauch des Elisabeth-Hospitals in Darmstadt aus dem Jahre 1871 liest sich geradezu phantastisch. In einem Zeitraum von sechs Monaten, währenddessen 755 Patienten behandelt wurden, betrug die verordnete bzw. konsumierte Menge an Wein: 4 633 Flaschen Weißwein, 6 233 Flaschen Rotwein, 60 Flaschen Champagner und ungefähr 350 Flaschen Portwein.

Man kann hier wirklich von einer „Weinklinik" reden, die sicherlich immer gut besucht war.

Der Wein wird offiziel benutzt, um gegen die Ruhr und die Cholera zu kämpfen. 1822 verschreibt Magendie, ein französischer Arzt, ganz besonders den Bordeauxwein bei dieser Art Leiden. Er nimmt lediglich voraus, was Rambuteau 1886 anläßlich einer neuen Choleraepidemie rein prophylaktisch anordnet: den Zusatz von Wein ins Trinkwasser. Denn viele hatten wie die Ärzte Chomel, Sabrazès und Mercadier die keimtötende Eigenschaft des Médocweines auf Thyphus- und Cholerabazillen festgestellt.

In demselben Punkt meinten Gigon und Richet, daß die Weine aus Sauternes eine zerstörerische Wirkung auf die Kolibakterien hätten – was andere Ärzte, wie der Wiener Pieck, auch schon festgestellt hatten. Dieser letztere empfahl übrigens, verseuchtes Wasser zu einem Drittel mit Wein zu mischen, um es trinkbar zu machen.

Seit langem gehörte der Wein zu den Produkten, die man in die Klistiere füllte, doch im 19. Jahrhundert erhielt diese Praxis ihren Adelsbrief, als man feststellte, wie wirksam die alkoholischen Waschungen in der Behandlung von Bleichsucht (Anämie), schlechter Verdauung, Magengeschwüren, Blutungen und Niederkunft (Entbindung), ja sogar von Schwindsucht (Tuberkulose) war.

Diese Periode aber war auch die große Zeit der medizinischen Weine: 164 davon werden im Pariser Arzneibuch von 1840 verzeichnet. 11 % des im öffentlichen Gesundheitswesen verbrauchten Weines wurden mit Zusätzen versehen und fanden Anwendung als medizinische Weine (d.h. 3,2 Millionen Liter im Jahre 1893).

Ihre wichtigsten Heilwirkungen waren eher auf die Wirkstoffe der Pflanzenauszüge zurückzuführen, die sie enthielten; der Wein diente vor allem als Bindemittel, um die Wirkung noch zu potenzieren.

Dazu gehörten:

- Zimtwein zur Anregung des Appetits;
- Enzianwein zur Verbesserung der Verdauung;
- Absinthwein, magenstärkend und wurmabtreibend;
- Eisenazetatwein als Stärkungsmittel;
- Wein mit opiumangereicherter Herbstzeitlose gegen Gicht;
- Chininwein zur Fiebersenkung;

usw.

Darunter hatten der Chininwein und vor allem der Mariani-Wein einen beträchtlichen Erfolg, dank der groß angelegten Werbung, die dafür in den angesehenen Zeitschriften der Zeit, wie „L'Illustration", gemacht wurde.

Der berühmte Lyoner Chirurg der Epoche, Professor Villard, hat diese Reklame sogar aktiv unterstützt, indem er einen Slogan ersann: „Das Operationsmesser beginnt die Heilung, der Mariani-Wein vollendet sie."

Was den „Athletenwein" betrifft, der Koka und Colanuß miteinander vereinigte, so wurde die Idee zunächst von einem amerikanischen Apotheker aufgegriffen, der, da er keinen Wein zur Verfügung hatte, diesen durch Zuckerwasser ersetzte. Wir wissen, was aus diesem Getränk wurde, als eine Firma aus Atlanta beschloß, ihm Kohlensäure zuzusetzen.

Am Ende des 19. Jahrhunderts bekräftigten manche Ärzte ohne zu zögern, daß der Wein in der täglichen Nahrung das Brot ersetzen konnte.

Doktor Jules Guyot erklärte 1866, daß eine vierköpfige Familie, „um sich des Vollbesitzes ihrer körperlichen und geistigen Fähigkeiten zu erfreuen und sich Kraft und ausreichende Regsamkeit zu bewahren, (...) mindestens 15 Hektoliter pro Jahr trinken muß, das heißt etwa einen Liter pro Tag und Person".

In einer Periode, in der der Kampf gegen den Alkohol einsetzt, stellt Doktor Guyot, der sich weitgehend an der Debatte beteiligt, „den natürlichen, nährenden und wohltuenden Wein" den lasterhaften destillierten Alkoholen wie dem Absinth entgegen, die beginnen,

Schäden anzurichten. Der gute Doktor wünscht in seiner Kampagne, daß der Arbeiter das Kabarett, diesen Ort des Verderbens, sein läßt, um in seine Familie zurückzukehren, dem „Allerheiligsten des Weines".

In demselben Sinne erklärt Frédéric Pasy auf einem Kongreß: „Wollen Sie verhindern, daß man zum Alkohol strebt? Bringen Sie den Wein, den natürlichen und gesunden Wein, zu der Bevölkerung, die der Alkohol verschlingt."

Die Werbeplakate der Epoche proklamieren – mit der Segnung der Fakultät im Hintergrund: „Der Wein ist die Gesundheit."

Selbst der große Pasteur trug seinen Beitrag zu dieser Promotion bei, indem er ohne Vorbehalt verkündete: „Der Wein ist das gesündeste und hygienischste aller Getränke", was ihn nicht daran hinderte, in den Anti-Alkohol-Ligen zu kämpfen, die vor allem auf die destillierten Alkohole zielten und besonders den Absinth, von dessen Verwüstungen Zola in seiner „Schnapsbude" („L'Assommoir") erzählt.

H
IM 20. JAHRHUNDERT

Parallel zur Entwicklung einer Anti-Alkohol-Botschaft, die die Haltung der Menschen sensibilisieren konnte (s. Kap. X), hat der Wein im Laufe des 20. Jahrhunderts nicht aufgehört, Gegenstand einer aktiven Unterstützung von Seiten wichtiger Vertreter der Ärzteschaft zu sein.

1904 billigt Doktor Gauthier, Mitglied des Instituts und der Akademie der Medizin, das mäßige Weintrinken. „Er ist ein wertvolles Lebensmittel, solange man nicht die Dosis von einem Gramm Alkohol pro Kilo und pro Tag überschreitet", d.h. einen Liter Wein für einen 80 kg schweren Menschen.

Zahlreiche medizinische Doktorarbeiten preisen die Heilwirkungen des Weines in Hinsicht auf das enthaltene Magnesium, Lithium, Zink und Eisen.

Im Jahre 1930 lassen Doktor Cuvier und Professor Perrot (Inhaber des Lehrstuhls für Medizin an der Fakultät von Paris) den Weinstock als Heilpflanze anerkennen.

1931 ruft der Politiker André Tardieu das „Comité national de propagande pour le vin" (das „Nationale Propaganda-Komité für den Wein") ins Leben, das Bonuspunkte für den schulischen Gebrauch herausgibt, auf denen zu lesen ist: „Ein Liter Wein elften Grades entspricht als Nahrung 900 g Milch, 370 g Brot oder fünf Eiern!"

1934 schlägt auf dem zweiten nationalen Kongreß der weinfreundlichen Ärzte Frankreichs, der in Béziers abgehalten wird, Dr. Eylaud einen wahrhaftigen „oenotherapeutischen Codex" vor, der auf der ausschließlichen Verwendung von Bordeauxweinen basieren soll (s. Anhang).

Ausgehend von dieser Liste der therapeutischen Indikationen wird präzisiert, daß „alle Bordeauxweine auf die übliche Weise verwendet werden können:

- durch den Mund, den geläufigsten Weg;
- rektal als Spülung;
- als Bäder;
- intravenös, pur oder verdünnt (das stellt keinerlei Gefahr dar, wenn man 1/10 ccm pro Kilo Körpergewicht nicht überschreitet, was einer Injektion von 8 ccm auf 80 Kilo entspricht)".

1935 macht sich Dr. Dougnac zum Apostel der „Vinotherapie" als Reaktion auf den Alkoholismus. Er führt tatsächlich Zahlen als Nachweis dafür an, daß es in den Weinbau-Gegenden am wenigsten Alkoholismus gibt (was 1996 immer noch stimmt), und daß die Lebenserwartung höher ist als in anderen Gegenden Frankreichs.

1936 veröffentlicht die Firma Nicolas (Weinhandel) eine Broschüre mit dem Titel: „Der Wein, mein Doktor", die der berühmte Raoul Dufy illustriert hat und die eine Sammlung von Botschaften medizinischer Kapazitäten zugunsten des Weines ist.

Nach dem zweiten Weltkrieg stellen die Fortschritte der allopathischen Medizin nach und nach ein Arsenal an „chemischen" Medikamenten zur Verfügung, die rasch die Heilmittel und andere natürliche Heilverfahren der Vergangenheit verdrängen. Von nun an herrscht die kleine Pille, die in dem Moment heilt, wo sich das Krankheitssymptom äußert.

Die Empfehlung der Ärzte, präventiv, zur Erhaltung der Gesundheit, Wein zu trinken, kommt nach und nach außer Mode.

Die Anti-Alkohol-Ligen nutzen dies nun aus, um das ganze Terrain zu besetzen, indem sie den Wein und den Alkohol in einen Topf werfen.
 Die Politiker veraschieden just in der Zeit Gesetze zur Bekämpfung des Alkoholismus, als Amerika die Welt mit Coca-Cola, Pepsi-Cola und anderen soft-drinks auf Grundlage von Zucker und künstlicher Kohlensäure überschwemmt.

Nun haben Wissenschaftler, Forscher und Ärzte seit 1975, als die letzten medizinischen Weine offiziell aus dem Codex des Arzneibuches verschwunden sind, weiterhin über die therapeutischen Heilwirkungen des Weines geschrieben.
 Im 19. Jahrhundert taten dies die Wissenschaftler, die wie Pasteur bestätigten, daß der Wein gut für die Gesundheit sei, durch Experimente, Beobachtung, aber auch durch Intuition, also aus persönlicher Überzeugung.

Die Ärzte, die heutzutage wieder die Frage nach den medizinischen Eigenschaften des Weines aufwerfen, stützen sich nunmehr auf echte wissenschaftliche Studien, die sie deutlich belegen.
 Dr. Maury veröffentlichte 1978 das Buch „Soignez vous par le vin" („Behandeln Sie sich mit Wein"), dem „La Médecine par le vin" („Die Medizin durch den Wein") im Jahre 1988 folgte. Dr. Baspeyras verfaßte 1986 „Le vin médecin" („Der Wein als Arzt"), und Dr. Tran Ky analysierte mit Hilfe der modernen „Molekularbiologie" die therapeutischen Heilwirkungen des Champagners, des Bordeauxweines und des Burgunders. Sie wurden so die Wegbereiter für die wichtigen Arbeiten, die in den vergangenen Jahren die Professoren Masquelier und Renaud verwirklichen konnten, und die das Fundament des nunmehr berühmten „französischen Paradoxons" bilden.

Kapitel VI

WEIN ALS BESTER SCHUTZ
VOR HERZ-KREISLAUF-ERKRANKUNGEN

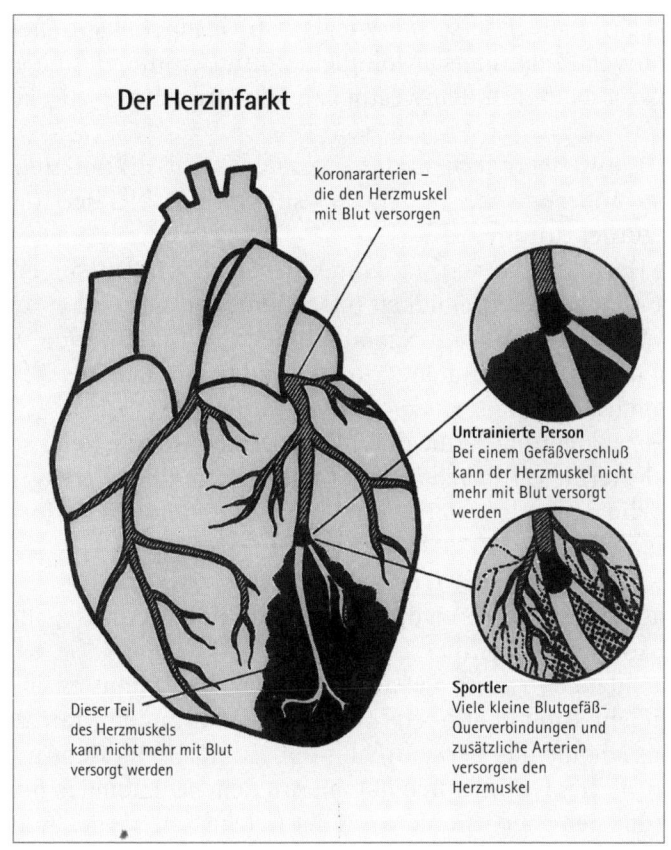

I

DAS FRANZÖSISCHE PARADOXON

Während in zahlreichen Ländern der Welt immer noch Menschen verhungern oder zumindest mangelernährt sind, leiden die Bewohner der Industrieländer, in denen es Nahrung in Hülle und Fülle gibt, an sogenannten „Zivilisationskrankheiten". Mit jedem Tag steigt das Bewußtsein, daß diese schwerwiegenden Gesundheitsprobleme auf die negativen Ernährungsgewohnheiten zurückzuführen sind, die sich seit fünfzig Jahren in den westlichen Ländern entwickelt haben.

In den Industrieländern bilden Herz-Kreislauf-Erkrankungen die häufigste Todesursache. In den USA sind zwei Drittel der Todesfälle darauf zurückzuführen.

Diese Herz-Kreislauf-Erkrankungen gehen häufig mit anderen Leiden wie Diabetes, Fettleibigkeit oder Bluthochdruck einher und sind in den meisten Fällen mit Schädigungen der Gefäßwände verbunden (an denen sich Fettablagerungen bilden, die man als Atherome bezeichnet).

Die Fettablagerungen, die durch das LDL-Cholesterin (oder schlechtes Cholesterin) verursacht werden, führen zu einer Verengung der Gefäße, die dadurch verhärten und eine sogenannte Arteriosklerose entstehen lassen.

Das Blut, das zudem zu Verdickung neigt, bildet Gerinnsel, die Arterien verstopfen können.

Je nachdem, wo diese Verstopfung entsteht, kommt es zu unterschiedlichen Komplikationen: Myokardinfarkt in den Kranzgefäßen (die Arterien, die das Herz durchbluten), Blutleere im Gehirn (in den Arterien, die das Gehirn durchbluten), Arterienentzündung in den unteren Gliedmaßen oder Thrombose in der Netzhautarterie des Auges.

Seit mehreren Jahrzehnten sind die USA von Todesfällen durch Herz-Kreislauf-Erkrankungen besonders betroffen. 1990 haben zum Beispiel 1,5 Millionen Amerikaner einen Herzinfarkt erlitten, der in über einem Drittel der Fälle tödlich verlief.

Angesichts dieses Massensterbens von Menschen in den besten Jahren, die nicht einmal sechzig Jahre alt wurden, kam das Land, das „das mächtigste Land der Welt" sein will, nicht umhin, etwas gegen diese traurige Tatsache zu unternehmen.

Die Amerikaner beschlossen, ihren Überlegenheitskomplex einmal zu überwinden und sich mit der Mortalität-Statistik der anderen Industrieländer zu beschäftigen, um herauszufinden, ob dort eventuell eine andere Situation vorliegt.

Bei einer 1980 von Professor Ducimetière an 7000 Personen durchgeführten Studie traten zwischen den westlichen Ländern große Unterschiede auf. In Frankreich sind im Vergleich zu den USA 36–56 % weniger Herzanfälle tödlich verlaufen. Am erstaunlichsten war, daß sich ein so deutlicher Unterschied feststellen ließ, obwohl in beiden Ländern Personen im gleichen Alter und vor allem mit den gleichen Risikofaktoren für Herz-Kreislauf-Erkrankungen (Blutdruck, Cholesterinspiegel, bevorzugter Verzehr von gesättigten Fetten, Nikotinabhängigkeit) miteinander verglichen wurden.

Somit wurde von den Wissenschaftlern bestätigt, daß trotz gleicher Fettzufuhr und eines übereinstimmenden, wenn nicht sogar höheren, durchschnittlichen Cholesterinspiegels weniger Franzosen an Herzinfarkt starben als Amerikaner. Das „französische Paradoxon" war entstanden!

Denn für die amerikanischen Wissenschaftler, die seit Jahren gegen das Cholesterin ins Feld zogen und auf nahezu zwanghafte Weise auf das in der Nahrung enthaltene Fett Jagd machten, war dies völlig unverständlich.

1990 wurden diese Daten von der Statistik der WHO (Weltgesundheitsorganisation) bestätigt:

Mortalitätsrate von 100 000 Personen im Altersvergleich

Land	Todesfälle durch Koronar-Erkrankungen	Durchschnittliche Cholesterinzufuhr	Lipide in %
USA	240	2,09	46
Frankreich	91	2,33	45

Bei der großen Studie MONICA (Monitoning Cardiovascular diseases), die bereits 1981 von der WHO in 40 Beobachtungszentren in 20 verschiedenen Ländern gestartet wurde, kam man in bezug auf Europa zu folgenden Ergebnissen:

Städte	Land	Mortalität bei Koronar-Erkrankungen	Gesamt-Mortalität
Glasgow	GB	380	1179
Lille	FR	105	1041
Straßburg	FR	102	887
Toulouse	FR	78	575

Daran sieht man, daß das „französische Paradoxon" sehr theoretisch ist, da ein Nord/Süd-Gefälle besteht.

In Nordfrankreich nähert sich die Mortalität bei Koronar-Erkrankungen an die der angelsächsischen Länder an. Nur in der in Südfrankreich gelegenen Stadt Toulouse ist eine niedrige Sterblichkeit zu verzeichnen.

Dieses „Paradoxon" gilt es nun zu deuten, was mithilfe der Epidemiologie geschieht. Diese Wissenschaft erforscht nämlich die Ursachen oder Faktoren, die eine Krankheit begünstigen oder aber vorbeugende Eigenschaften besitzen.

Ganz offensichtlich scheint die Ernährungsweise für den Unterschied verantwortlich zu sein.
Die Datenanalyse läßt vier Schlußfolgerungen zu:

1 Die Mortalität bei Koronar-Erkrankungen ist proportional zum Verzehr gesättigter Fette und frischer Milchprodukte.

   Anhand der Kurven (siehe Anhang 1) läßt sich feststellen, daß die angelsächsischen Länder, die mehr gesättigte Fette (Fleisch) und Milchprodukte zu sich nehmen, eine hohe Mortalitätsrate aufweisen. Das Gegenteil ist der Fall bei Japan, wo viel Fisch auf dem Speiseplan steht (mehrfach ungesättigte Fette), oder bei den romanischen Ländern des Mittelmeerraums, die Olivenöl (einfach ungesättigte Fette) verzehren und wenig oder gar keine Milch trinken.

2 Wichtig ist zu erwähnen, daß der Verzehr von Käse den Kurvenverlauf nicht beeinflußt, selbst wenn er gesättigte Fette enthält. Die Erklärung dafür ist nunmehr bekannt: die in Käse enthaltenen Fette werden nicht vollständig im Darm absorbiert, da sie mit dem Kalzium lösliche Salze bilden und dann ausgeschieden werden. Deshalb befindet sich Frankreich, das einen hohen Käseverbrauch aufweist, an sehr guter Position (siehe Anhang II).

3 Die Mortalität bei Koronar-Erkrankungen ist umgekehrt proportional zum Verzehr von Obst, Gemüse und pflanzlichen Fetten (außer Palmöl) (siehe Anhang III).

4 Die Mortalität bei Koronar-Erkrankungen ist umgekehrt proportional zum Alkoholkonsum. Am deutlichsten wird dies beim Wein: Je höher der Pro Kopf-Verbrauch eines Landes ist, um so kleiner ist der Risikofaktor. Anhand der Kurven (siehe Anhang 4) zeigt sich, daß weintrinkende Länder wie Frankreich, Griechenland, Italien und Spanien die niedrigste Mortalitätsrate aufweisen. In den angelsächsischen und vor allem in den nordischen Ländern besteht dagegen ein drei- bis viermal höheres Risiko, was insbesondere zwischen Frankreich und Finnland der Fall ist.

Interessant ist, daß die Kurve über den Weinkonsum exponentiell verläuft, d. h. je niedriger der Konsum in einem Land ist, um so größer wird der Risikofaktor.

Von den vier untersuchten Faktoren (gesättigte Fette, Milchprodukte, Obst und Gemüse sowie Wein) ist *der Weinkonsum unbestritten der ausschlaggebende Faktor für das „französische Paradoxon".*

Dies wurde 1992 von Professor Renaud in einem Bericht im „Lancet", eine der angesehensten medizinischen Zeitschriften, besonders hervorgehoben.

Professor Renaud hatte seine Ergebnisse zum ersten Mal am 17. November 1991 in einer amerikanischen Fernsehsendung (Sixty Minutes bei CBS) verkündet. Der Beitrag schlug im übrigen wie eine

Bombe ein, und der Weinkonsum ist in den USA seitdem beträchtlich angestiegen.

Der Schutz vor Koronar-Erkrankungen durch angepaßte Ernährung kann sich jedoch nicht auf den Konsum von etwas Wein beschränken.

Wenn man zum Beispiel drei verschiedene französische Städte nimmt und die Ernährungsgewohnheiten der Einwohner miteinander vergleicht, lassen sich auch Unterschiede feststellen, je nachdem, welche Lebensmittel bevorzugt werden.

**Ermittelte Ernährungsgewohnheiten
in den drei französischen MONICA-Zentren**

Ernährung	g/Tag	Straßburg	Toulouse	Lille
Brot		164	225	152
Gemüse		217	306	212
Obst		149	238	160
Butter		22	13	20
Käse		34	51	42
Pflanzliche Fette		16	20	15
Wein		286	383	267

Bearbeitet von Jost und Mitarbeiter, 1990

So wird in Toulouse nicht so viel Butter und mehr Gemüse, Obst und vor allem Wein zu sich genommen.

In den nordischen (und vor allem angelsächsischen) Gebieten werden dagegen Butter, Kartoffeln und Bier bevorzugt.

Im Mittelmeerraum zählen Olivenöl, Obst und Gemüse, darunter Hülsenfrüchte (Trockenbohnen, Linsen), zu den bevorzugten Lebensmitteln und es wird mehr Wein getrunken.

Wenn man die Mortalitätsrate von 100 000 Bewohnern des Mittelmeerraums betrachtet, ist ein verblüffender Unterschied zu den USA festzustellen:

Land	Koronar-Mortalität	Gesamt-Mortalität
USA	424	961
Italien	200	1 092
Kreta	9	627

Daraus wird ersichtlich, daß Kreta nicht nur die weltweit niedrigste Mortalitätsrate bei Herz-Kreislauf-Erkrankungen aufweist, sondern daß die Bewohner auch die höchste Lebenserwartung besitzen.

Anstatt vom „französischen Paradoxon" sollte man deshalb eher vom „kretischen Paradoxon" oder allgemein vom „Mittelmeer-Paradoxon" sprechen.

Zudem läßt sich betrachten, worin sich die auf Kreta und in den USA übliche Ernährungsweise voneinander unterscheidet:

Wie sind die Ernährungsgewohnheiten?

g/Tag	Kreta	USA
Brot	380	97
Hülsenfrüchte	30	1
Frisches Gemüse	191	171
Obst	464	233
Fleisch	35	273
Fisch	18	3
Fettzufuhr	95	33
Alkohol/Wein	15	6

II

ALKOHOL UND GESUNDHEIT

Demnach scheinen mehrere Ernährungsfaktoren für das geringere Herz-Kreislauf-Risiko verantwortlich zu sein. Alkohol, insbesondere Wein, ist jedoch das einzige "Lebensmittel", bei dem die positive Wechselbeziehung nachgewiesen wurde. Die Ergebnisse sämtlicher weltweit durchgeführter Studien stimmen darin völlig überein.

In diesen Studien wird aufgezeigt, daß bei einem mäßigen Weinkonsum von ein bis vier Gläsern pro Tag die Koronarmortalität im Vergleich zu Nicht-Konsumenten um 15 bis 60 % zurückgeht. Wird eine größere Menge Wein getrunken, ist eine nachlassende Schutzwirkung zu verzeichnen.

Es zeigt sich, daß eine Menge zwischen 24 und 34 g Alkohol in Form von Wein (1 Glas mit 10 cl Inhalt = 10 g Alkohol) die niedrigste Koronarmortalität gewährleistet.

Bei Nicht-Konsum sowie bei übermäßigem Alkoholkonsum (> 40 g Alkohol pro Tag) ergibt sich eine höhere Sterberate. Dies veranlaßte Professor Renaud zu den Worten, daß 76% der Koronarmortalität durch fehlenden Weinkonsum zu erklären sind.

Diese wohltuende Wirkung des Alkohols, vor allem des Weins, auf das Herz-Kreislauf-System wurde schon vor langer Zeit festgestellt, aber von den meisten Ärzten nur ungern zugegeben, da sie befürchteten, der Verführung zum Alkohol bezichtigt zu werden.

Dennoch merkte Professor White, ein berühmter amerikanischer Kardiologe, bereits 1951 an, daß Alkohol eines der besten Heilmittel „für das Herz" nach den Nitroverbindungen (Trinitrin) sei. Genauso wurde 1979 von Dr. Saint-Léger in einer Studie aufgezeigt, daß das Risiko von Herz-Kreislauf-Erkrankungen bei Weinkonsumenten (im Vergleich zu Risikofaktor 1 bei denjenigen, die Wasser bevorzugen) 0,70 bei den Männern und 0,61 bei den Frauen beträgt.

Die 1990 von Bofetta und Garfinkel durchgeführte große Studie machte sogar deutlich, wie sich der Weinkonsum nicht nur auf die Zahl der tödlich verlaufenden Herz-Kreislauf-Erkrankungen, sondern auch auf die Mortalitätsrate insgesamt auswirkt (siehe Anhang V).

Studie von Bofetta aus dem Jahre 1990

Weinkonsum	Gesamt-Mortalität	Mortalität bei Herz-Kreislauf-Erkrankungen
1 Glas pro Tag	0,84	0,79
2 Gläser pro Tag	0,93	0,80
3 Gläser pro Tag	1,02	0,83
4 Gläser pro Tag	1,08	0,74
5 Gläser pro Tag	1,22	0,85
6 Gläser pro Tag	1,38	0,92
Gelegentlicher Konsum	0,88	0,86
Nicht-Konsument	1	1

In dieser Studie wird vom Risiko des Nicht-Konsumenten ausgegangen, der dem Index 1 entspricht. Wenn der Weinkonsum einen Index von 0,83 aufweist, bedeutet dies, daß ein geringeres Risiko von 17 % vorliegt. Ein Index von 1,36 entspricht dagegen einem höheren Risiko von 36 %.

Es läßt sich somit feststellen, daß mit einer Menge von zwei bis drei Gläsern pro Tag eine niedrigere Mortalität bei Herz-Kreislauf-Erkrankungen erreicht werden kann, ohne daß ein größeres Risiko bei der Gesamt-Mortalität besteht.

Bei einer Menge von vier Gläsern Wein pro Tag ist der Risikofaktor bei Herz-Kreislauf-Erkrankungen am niedrigsten (26 % geringeres Risiko als bei den Nicht-Konsumenten), allerdings besteht bei der Gesamt-Mortalität ein höheres Risiko von 0,8 %.

Bei einer Menge von fünf Gläsern pro Tag ist zwar die Mortalität bei Herz-Kreislauf-Erkrankungen noch 15 % niedriger, aber bei der Gesamt-Mortalität kommt es zu einer Erhöhung von 22 %, was natürlich nicht erwünscht ist.

Die Schutzfunktion des Weins tritt bei Nichtrauchern noch viel deutlicher zutage. Eine von Framingham durchgeführte Studie zeigt, daß 28 von 100 000 Rauchern, die keinen Alkohol tranken, an Koronar-Erkrankungen gestorben sind gegenüber 5,7 Nichtrauchern, die täglich drei bis sieben Gläser Wein zu sich genommen haben.

Risiko bei Frauen

Das Risiko von Herz-Kreislauf-Erkrankungen ist bei Frauen vor allem bis zur Menopause geringer als bei Männern, da ihr Hormonsystem eine schützende Wirkung ausübt.

Bei einer in Boston an 65 700 Frauen im Alter von 34 – 65 Jahren durchgeführten amerikanischen Studie (Fush) zeigten sich folgende Risiken:

Weinkonsum	Risikofaktor
Nicht-Konsumentin	1
1/2 Glas pro Tag	0,83
3 Gläser pro Tag	0,88
4 Gläser pro Tag	1,19

Die Schutzfunktion des Weins bei Herz-Kreislauf-Erkrankungen ist bei der Frau ab einer Menge von 3 1/2 Gläsern pro Tag nicht mehr gegeben.

In der Epidemiologie weiß man jedoch, daß eine Wechselbeziehung kein eindeutiger Beweis für Kausalität ist. Dies veranlaßte Professor Apfelbaum zu folgenden Worten: „In Frankreich gibt es den größten Bestand an Renault-Fahrzeugen und die höchste Zirrhose-Rate. Daraus läßt sich jedoch nicht folgern, daß der Umstand, einen Renault zu fahren, das Risiko erhöht, an Zirrhose zu erkranken."

Um die Kausalität einer Wechselbeziehung zu bestätigen, sollte eine Studie der Sekundärprävention vorgenommen werden.

Bei der Sekundärprävention nimmt man eine Gruppe von Personen (krank oder nicht), der man zu einer bestimmten Ernährungsweise rät. Dann wird später überprüft, ob die Ratschläge zu einer wirksamen Prävention geführt haben, insbesondere was Rückfälle betrifft.

Dieser Versuch der Sekundärprävention wurde von Professor Renaud mit Risikopersonen durchgeführt, die bereits einen Herzinfarkt erlitten hatten.

Es wurden zwei Patientengruppen gebildet:

Eine Gruppe erhielt die „klassischen" diätetischen Ratschläge;

Der anderen Gruppe riet man zur im Mittelmeerraum üblichen Ernährungsweise, wozu der Konsum von Wein zählt.

Das Ergebnis dieser Studie war absolut verblüffend, da in der zweiten Gruppe 76 % weniger Rückfälle bei Herzinfarkt auftraten als in der ersten Gruppe. Mit keinem bis dahin bekannten Medikament war es möglich, derartige Ergebnisse zu erzielen.

Lange Zeit ist man davon ausgegangen, daß alle Alkoholarten die gleiche wohltuende Wirkung auf das Herz-Kreislauf-System ausüben. In einer 1981 von Professor Renaud durchgeführten Studie wurde jedoch aufgezeigt, daß Wein (insbesondere Rotwein) im Vergleich zu anderen Alkoholarten den besten Schutz vor Atheromen bietet.

Getränk	Rückgang arteriosklerosebedingter Gefäßschädigungen
Bier	– 10 %
Whisky	– 28 %
Weißwein	– 30 %
Rotwein	– 70 %

1990 wurden von Dr. Saint-Léger in einem vergleichbaren Versuch ähnliche Ergebnisse erzielt:

Getränk	Rückgang der Schädigungen
Whisky	– 16 %
Weißwein	– 23 %
Rotwein	– 63 %

1992 wurde von Klatsky, einem kalifornischen Forscher, das Ergebnis einer Studie veröffentlicht, die er über einen Zeitraum von sieben Jahren an 129 000 Personen vorgenommen hatte. Auch hier zeigte sich wieder, daß die Schutzfunktion des Weins bei Herz-Kreislauf-Erkrankungen 40 % höher war als bei allen anderen alkoholischen Getränken.

Schließlich wurde 1995 von Gronback eine an 12 000 Personen durchgeführte Studie veröffentlicht, die die vorausgegangenen Untersuchungsergebnisse bestätigte:

Mortalität bei Herz-Kreislauf-Erkrankungen mit Risikofaktor 1 für Nicht-Konsumenten

Konsum	Bier	Wein	Spirituosen
Nie	1	1	1
Monatlich	0,79	0,69	0,95
Wöchentlich	0,87	0,53	1,08
1–2 Gläser pro Tag	0,79	**0,47**	1,16
3–5 Gläser pro Tag	0,72	0,64	1,35

Hier zeigt sich deutlich die im Vergleich zu Wein geringere Wirksamkeit von Bier und Spirituosen bei der Senkung des Herz-Kreislauf-Risikos.

**Andere Todesursachen mit einem Risikofaktor 1
für Nicht-Konsumenten als Ausgangspunkt**

Konsum	Bier	Wein	Spirituosen
Nie	1	1	1
Monatlich	0,82	0,86	0,80
Wöchentlich	1,02	0,75	0,92
1 - 2 Gläser pro Tag	0,96	0,80	1,81
3 - 5 Gläser pro Tag	1,22	**0,50**	1,86

Es ist festzustellen, daß ab einer Menge von 2 Gläsern Bier pro Tag ein höheres Sterberisiko von 22% besteht (andere Todesursachen).

Neben der Beschaffenheit des Alkohols kommt es auch darauf an, wie das Getränk zu sich genommen wird. Findet die Zufuhr während einer Mahlzeit statt (was in Frankreich der Fall ist), besteht eine viel bessere Schutzfunktion, als wenn der Konsum auf nüchternen Magen in Form eines Aperitifs erfolgt, wie es in den angelsächsischen Ländern üblich ist.
Am wichtigsten bei der Vermeidung des Herz-Kreislauf-Risikos ist jedoch die Häufigkeit des Alkoholkonsums. **Wein besitzt eine optimale Schutzwirkung, wenn er jeden Tag (möglichst zu jeder Mahlzeit) in Maßen zu sich genommen wird.**

Starke Alkoholisierung an Wochenenden oder in unregelmäßigen Abständen, wie es vor allem in den nordischen Ländern häufig vorkommt, ist völlig wirkungslos. Im weiteren Verlauf wird dieses Phänomen anhand der physiologischen Wirkungsmechanismen des Weins genauer erklärt.

Fazit:

Im Hinblick auf diese Studien ist festzustellen, daß in Maßen zu sich genommene alkoholische Getränke das Herz-Kreislauf-Risiko deutlich senken können.

Unter den alkoholischen Getränken besitzt Wein, insbesondere Rotwein, den besten Wirkungsgrad.

Diese Ergebnisse sind jedoch nur unter drei Bedingungen möglich:

- Mäßiger Alkoholkonsum von 1 – 4 Gläsern pro Tag;
- Alkoholkonsum während der Mahlzeiten;
- Regelmäßiger, d.h. täglicher Alkoholkonsum.

Es ist klar, daß diese Ratschläge an gesunde Personen gerichtet sind, bei denen Alkoholismus im persönlichen oder familiären Bereich nie vorgekommen ist, keine anderen schwerwiegenden Abhängigkeiten (Nikotinmißbrauch, Drogen) bestehen und bei denen Alkoholkonsum nicht aufgrund einer medizinischen Behandlung ausgeschlossen ist.

Keine amtliche Stelle hat sich bisher bereiterklärt, diese Empfehlungen offiziell zu unterstützen, obwohl sie aus Hunderten von Studien hervorgegangen sind, die in den meisten westlichen Ländern auf absolut seriöse Weise durchgeführt worden waren.

Die Weltgesundheitsorganisation (WHO) ist nun in einer schwierigen Lage. Die Aufgabe dieser den Vereinten Nationen angeschlossenen Organisation besteht darin, sämtliche Maßnahmen, die geeignet sind, die Gesundheit der Weltbevölkerung zu verbessern, so objektiv wie möglich zu erforschen und zu befürworten.
    Bei verschiedenen Gelegenheiten haben Vertreter dieser Organisation verlauten lassen, daß sie jeder Mitteilung zugunsten des Weinkonsums, selbst wenn die Menge auf ein vernünftiges Maß beschränkt ist, entgegentreten, da sie der Meinung sind, daß die Risiken, in den Alkoholismus abzugleiten, viel größer sind als die zu erwartenden Vorteile.
    Die WHO überläßt die Empfehlungen deshalb der Ärzteschaft.

Für die in diesem Bereich tätigen Geschäftsleute ist diese Entdeckung ein großer Glücksfall, da sie sich nunmehr auf echte wissenschaftliche Mitteilungen stützen können, um ihr Geschäft mit gutem Gewissen wieder in Schwung zu bringen.
    Die von ihnen getätigten Veröffentlichungen zeigen im übrigen, daß sie es auf seriöse Weise und mit Maß tun. Denn es liegt in ihrem Interesse, in diesem Bereich bescheidene Erfolge zu erzielen.

III

DIE WOHLTUENDEN WIRKUNGSMECHANISMEN DES WEINS

Neben Äthylalkohol, dessen vorbeugende Wirkung bei Herz-Kreislauf-Erkrankungen bereits aufgezeigt wurde, enthält Wein etwa achthundert verschiedene Substanzen, von denen erst ein paar genau untersucht wurden.

Nun geht es darum, sämtliche bisher bekannten Eigenschaften einiger Bestandteile des Weins bezüglich ihrer wohltuenden Wirkung auf die Gesundheit darzulegen, wobei davon auszugehen ist, daß diese Liste in Zukunft durch Neuentdeckungen ergänzt werden wird.

Zunächst werden noch einmal die vorbeugenden Eigenschaften des Weins bezüglich der Herz-Kreislauf-Risiken aufgeführt, damit die Mechanismen richtig verstanden werden. Dann wird die vorbeugende Wirkung des Weins in anderen gesundheitlichen Bereichen erläutert.

A
SCHUTZ VOR HERZ-KREISLAUF-ERKRANKUNGEN

Äthylalkohol ist nicht allein für die positive Wirkung des Weins bei der Vermeidung von Herz-Kreislauf-Risiken verantwortlich. Sonst hätten alle alkoholischen Getränke die gleichen Eigenschaften. Erst andere im Wein befindliche Substanzen wie Polyphenole, Glyzerin, lösliche Ballaststoffe und Aspirin machen aus diesem Getränk das beste „Arzneimittel" bei Herz-Kreislauf-Risiken.

1. Die Wirkung des Alkohols

Wein enthält ungefähr 80 Gramm Alkohol pro Liter.

Wenn man davon ausgeht, daß ein Liter 8 Gläser mit 12,5 cl Inhalt ergibt, so sind in einem Glas Wein 10 g Alkohol enthalten.

Diese Menge hängt natürlich vom Alkoholgehalt des Weins ab:

9 %-iger Wein = 75 g Alkohol pro Liter;
10 %-iger Wein = 80 g Alkohol pro Liter;
11 %-iger Wein = 88 g Alkohol pro Liter;
12 %-iger Wein = 96 g Alkohol pro Liter.

Der Alkoholgehalt des Weins hängt bekanntlich vom Zuckeranteil der Weintrauben oder von der Chaptalisierung ab.

Der im Wein enthaltene Alkohol wirkt sich in physiologischer Hinsicht sowohl auf das Blut als auch auf die Arterien aus, d.h. auf den Inhalt und auf das Behältnis.

a Die Wirkung des Alkohols auf das Blut

Einfluß des Alkohols auf die Blutfette

Man muß wissen, daß die Entstehung von Atheromen (degenerative Veränderungen der Gefäßwände, die zu Herz-Kreislauf-Störungen führen können) durch mehrere Faktoren begünstigt wird:

- ein zu hoher Gehalt an LDL-Cholesterin (schlechtes Cholesterin);
- ein niedriger Gehalt an HDL-Cholesterin (gutes Cholesterin);
- ein hoher Gehalt an Lipoprotein a (Lpa);
- ein hoher Gehalt an Triglyceriden.

- Wirkung des Alkohols auf das LDL-Cholesterin

Bei hohem Alkoholgenuß ist ein plötzlicher Anstieg des LDL-Cholesterins zu verzeichnen. Dies geschieht bei gelegentlichem Konsum, wenn plötzlich eine große Menge Alkohol zu sich genommen wird. Bekanntlich ist dies ziemlich häufig in den angelsächsischen und vor allem in den nordischen Ländern der Fall, in denen an den Wochenenden oder bei der gemeinsamen Freizeitgestaltung Unmengen von Alkohol getrunken werden.

Wenn der Alkoholkonsum dagegen regelmäßig und mit Maß erfolgt, ist ein leichter Rückgang des LDL-Cholesteringehalts festzustellen.

Untersuchungen haben gezeigt, daß bei einer Gruppe von Männern zwischen 30 und 47 Jahren durch den Konsum von einer Flasche Wein (75 cl) pro Tag das LDL-Cholesterin von 1,41 auf 1,19 g/l gesunken ist (im Vergleich zu der Zeit, als kein Alkohol getrunken wurde).

- Wirkung des Alkohols auf das HDL-Cholesterin

Zum besseren Verständnis sollte man wissen, daß das HDL-Cholesterin aus zwei Teilen besteht:

- HDL 2, das eine Schutzfunktion bei Herz-Kreislauf-Erkrankungen ausübt, indem es die Arterien von ihren Fettablagerungen befreit.

- HDL 3, das keine besondere Schutzwirkung besitzt.
  Somit ist zu verstehen, daß es bei der Erhöhung des HDL-Cholesterins auf die Qualität ankommt, d. h. auf den HDL 2-Gehalt.

Lange Zeit waren die Fachleute bezüglich der Wirkung des Alkohols auf die einzelnen Bestandteile des HDL-Cholesterins verschiedener Meinung.

Durch neuere Untersuchungen, deren Ergebnisse nachfolgend aufgezeigt werden, ist man sich nun weitgehend einig.

Wirkung des im Wein enthaltenen Alkohols auf das HDL-Cholesterin

Alkoholkonsum pro Tag	Anzahl der entsprechenden Gläser	Wirkung auf das HDL	Wirksamkeit
< 40 g pro Tag	1 - 3 Gläser Wein	Unauffällige Erhöhung von HDL 2 Deutliche Erhöhung von HDL 3	gering
60 - 80 g pro Tag	6 - 8 Gläser Wein	Deutliche Erhöhung von HDL 2 Geringe Erhöhung von HDL 3	hoch
> 85 g pro Tag	9 Gläser und mehr	Keine Erhöhung von HDL 2 Keine Erhöhung von HDL 3	keine

An dieser Übersicht wird deutlich, daß erst aber einer Menge von 6 bis 8 Gläsern Wein pro Tag der HDL-Cholesteringehalt so zunimmt (durch das HDL2), daß die Schutzwirkung bei Herz-Kreislauf-Erkrankungen erhöht wird.

Bei Männern zwischen 30 und 47 Jahren, die zu den Nichtrauchern zählen, wirkt sich Weinkonsum folgendermaßen auf das HDL-Cholesterin aus:

	Gesamt-HDL	HDL 2	HDL 3
Kein Wein	43,4 mg/l	5,7	37,7
75 cl Wein pro Tag	49,4 (+14 %)	10,4 (+82 %)	39,0

Es ist festzuhalten, daß sich der positive Anstieg des HDL-Cholesterins nur dann einstellt, wenn die Leberfunktion nicht beeinträchtigt ist (keine Zirrhose oder Hepatitis...)

Bei dünnen Personen besteht im übrigen eine größere Wirksamkeit als bei dicken und vor allem fettleibigen Menschen und bei Männern kommt es zu einem viel deutlicheren Anstieg als bei Frauen.

Es sei jedoch daran erinnert – soweit dies notwendig sein sollte, da viele es bereits verstanden haben –, daß sich Wein nur dann positiv auf das HDL-Cholesterin auswirkt, wenn der Konsum täglich erfolgt. Wenn in unregelmäßigen Abständen Wein getrunken wird, um das Gewissen zu beruhigen, kommt es nicht zu der gewünschten Wirkung. Gelegentlicher Alkoholkonsum (nur am Wochenende) kann sogar besonders gefährlich sein, worauf später eingegangen wird.

An der von Ridker durchgeführten Studie (1990) wird deutlich, was für eine wichtige Rolle der tägliche Weinkonsum spielt.

Weinkonsum	HDL-Cholesterin
Selten oder nie	44 mg/l
Monatlich	43 mg/l
Wöchentlich	46 mg/l
Täglich	50 mg/l (+ 13,5 % im Vergleich zum absoluten Alkoholverzicht).

Dabei ist festzuhalten, daß bei der gleichen Menge Alkohol die Erhöhung des HDL-Cholesterins je nach Person zwischen 14 % und 72 % schwanken kann.

Dies liegt daran, daß noch andere Parameter auf die Konzentration des HDL-Cholesterins Einfluß nehmen: Hyperinsulinismus, prozentualer Anteil an Fett und dessen Beschaffenheit, Umfang der körperlichen Bewegung oder auch erbliche Veranlagung.

Man kann sagen, daß Menschen unterschiedlich auf Alkohol reagieren. Neuere Untersuchungen könnten ein Beweis dafür sein, daß dieser Unterschied genetisch bedingt ist (siehe Kasten).

Genetische Veranlagung und Reaktion des HDL-Cholesterins auf Alkohol

Das Gen, das die Reaktion des HDL-Cholesterins auf Alkohol in verschlüsselter Form enthält, hat zwei Allele, B1 und B2. Nur bei den Personen, die über das Allel B2 verfügen, kommt es zu einer Erhöhung des HDL-Cholesterins.

Dieser Unterschied läßt sich folgendermaßen erklären: damit sich Lipide an den Gefäßwänden ablagern können, gibt es ein Eiweiß, das das Cholesterin des HDL-Cholesterins auf das LDL-Cholesterin überträgt.

Bei den Personen, die über das Allel B2 verfügen, ist der Gehalt an diesem Eiweiß CETP (Cholesterol Ester Transfer Protein) herabgesetzt. Somit kommt es zu einer geringeren Erhöhung des LDL-Cholesterins und die höhere Konzentration des HDL-Cholesterins bleibt bestehen.

Insgesamt ist man jedoch der Meinung, daß die Wirkung des Alkohols auf das HDL- und LDL-Cholesterin nur zu 50 % für die Schutzfunktion des Weins bei Koronar-Erkrankungen verantwortlich ist.

- Wirkung des Alkohols auf das Lipoprotein a

Das Lipoprotein a ist atherogen, d.h. es besteht ein erhöhtes Arteriosklerose-Risiko. Untersuchungen haben gezeigt, daß Rotwein eine Senkung der Konzentration bewirkt, während Weißwein lediglich für einen geringeren Anstieg sorgt.

- Wirkung des Alkohols auf die Triglyceride

Bei einer zu hohen Konzentration der Triglyceride besteht, unabhängig vom Cholesterinspiegel, ein erhöhtes Herz-Kreislauf-Risiko.
 Übermäßiger Alkoholgenuß kann einen Anstieg der Triglyceride im Blut zur Folge haben (über 15 g/l).
 Bei bestimmten Personen, die auf Alkohol überempfindlich reagieren, kann sogar mäßiger Konsum (3 Gläser pro Tag) eine kritische Konzentration hervorrufen.
 Sehr häufig ist jedoch eine zu große Zufuhr an Süßigkeiten für den anomalen Wert der Triglyceride verantwortlich, was sich durch einen geringeren Konsum oder durch völligen Verzicht beheben läßt.
 Schließlich können in manchen Fällen Fettdiabetes, Übergewicht (vor allem Fettleibigkeit) und Medikamenteneinnahme den erhöhten Gehalt an Triglyceriden hervorrufen, was durch die Beseitigung der Ursache wieder rückgängig gemacht werden kann.

b Die Wirkung des Alkohols auf Insulin

Eine zu hohe Insulinkonzentration (Hyperinsulinismus) oder eine Störung des Organismus bei der Insulinverwertung (Insulinresistenz) lassen ein erhöhtes Herz-Kreislauf-Risiko entstehen.
 Es wurde nachgewiesen, daß eine geringe Menge Alkohol eine Senkung des erhöhten Insulinspiegels und eine Erhöhung der Insulinsensibilität der Zellen bewirkt, was zu einer Verringerung des Herz-Kreislauf-Risikos führt.

c Wirkung des Alkohols auf Hormone

Bei Frauen in der Menopause kommt es aufgrund einer geringeren Östrogenbildung zu einer Erhöhung des Herz-Kreislauf-Risikos.

Der im Wein enthaltene Alkohol bewirkt einen Anstieg des Östrogenspiegels, da er die Hormonproduktion in den Nebennieren anregt.

Es ist nicht einzusehen, warum in diesem Fall Medikamente verabreicht werden sollen, wenn ein oder zwei Gläser Wein die gleiche Wirkung erzielen.

d Wirkung des Alkohols auf die Blutgerinnung

Wenn das Blut aufgrund höherer Zähflüssigkeit „zu dick" ist, begünstigt dies die Bildung eines Blutgerinnsels, das zur Verstopfung einer Arterie führen kann (Thrombose).

Alkohol bewirkt eine „Verflüssigung" des Blutes, wobei drei Mechanismen zu unterscheiden sind:

- Nach Ansicht von Professor Renaud wird durch Alkohol die Aggregation der Blutplättchen verringert. Eine abnorme Aggregation der Blutplättchen begünstigt die Entstehung eines Blutgerinnsels innerhalb einer Arterie, die sich durch die Bildung eines Atheroms verengen kann.

Alkoholkonsum	Entsprechende Weinmenge	Aggregation der Blutplättchen
1 – 5 g pro Tag	Glas W ein pro Tag	0,74
5 – 30 g pro Tag	= 3 Gläser pro Tag	0,56
Mehr als 30 g pro Tag	> 3 Gläser pro Tag	0,35

Man sollte wissen, daß die Aggregation der Blutplättchen um 70 % zurückgeht, wenn anstelle von Wasser Wein getrunken wird.

Epidemiologische Untersuchungen zeigen, daß die Aggregation der Blutplättchen bei den Bewohnern des Departements Var (Südfrankreich) 55 % niedriger ist (bessere Fließfähigkeit) als bei der schottischen Bevölkerung.

Bei hohem Fettkonsum, insbesondere gesättigte Fette, wird durch den Wein die Aggregation der Blutplättchen noch deutlicher herabgesetzt.

Wein zu einem Essen zu trinken, das viel gesättigte Fette enthält, bereitet deshalb nicht nur Freude, sondern ist auch zu empfehlen (sogar notwendig), um der Ablagerung von schädlichen Lipiden an den Gefäßwänden nach dem Essen entgegenzuwirken. Dies ist wahrscheinlich eine weitere Erklärung für das französische Paradoxon, zumal süße Getränke zu einem fettreichen Essen (Hamburger) das Ganze nur noch schlimmer machen. Bravo, McDonald!

- Der zweite „blutverflüssigende" Mechanismus beruht auf der Wirkung des Alkohols auf das Fibrinogen, eine Substanz, die an der Bildung von Blutgerinnseln beteiligt ist. Es mag zwar wenig erscheinen, aber ein Rückgang des Fibrinogens um 1 % führt immerhin zu einer Verringerung des Herz-Kreislauf-Risikos von 4 %.

- Die „Fließfähigkeit des Blutes" wird schließlich durch die Bildung einer Substanz verbessert, die zur Auflösung von Blutgerinnseln beiträgt: Gewebeplasminogenaktivator (t-PA).
  Die t-PA-Produktion wird durch den Konsum von Wein angeregt.

Weinkonsum	t-PA-Gehalt
Selten oder nie	8,12 ng/ml
1 – 3 Gläser pro Monat	9,06
1 – 6 Gläser pro Woche	9,69
2 Gläser pro Tag oder mehr	10,89

Es sei daran erinnert, daß die positive Wirkung des Alkohols auf die Blutgerinnung im nüchternen Zustand erhalten bleibt, vorausgesetzt der Weinkonsum erfolgt täglich.

Wird dagegen in unregelmäßigen Abständen Alkohol getrunken und es kommt plötzlich zu einer starken Alkoholisierung (am Wochenende), nimmt die Aggregationsfähigkeit der Blutplättchen entsprechend der zugeführten Alkoholmenge ab, wodurch das Blutungsrisiko (Hämorrhagie) erhöht wird.

Das schlimmste Problem stellt sich jedoch am Tag bzw. an den Tagen danach. Wenn nach einem übermäßigen Alkoholkonsum plötzlich kein Tropfen mehr getrunken wird, entsteht ein Rebound-Effekt, denn aufgrund der schlagartig erhöhten Gerinnungsfähigkeit des Blutes erhöht sich das Herz-Kreislauf-Risiko.

Deshalb muß mit Nachdruck darauf hingewiesen werden, daß der Weinkonsum möglichst täglich und vor allem nicht in unregelmäßigen Abständen erfolgen sollte.

Gelegentlicher Alkoholkonsum auf Festen oder an den Wochenenden, wie es in den skandinavischen Ländern praktiziert wird, in denen man sich mit Spirituosen regelrecht betrinkt, ist äußerst gefährlich, da mit dem Wochenbeginn ein starker Entzug einsetzt, wenn anstelle von Alkohol Wasser (in den angelsächsischen Ländern Milch) getrunken wird.

Dadurch besteht ein höheres Risiko, eine Herz-Kreislauf-Störung zu erleiden, was auch an der Statistik sichtbar wird, denn am Wochenanfang kommt es tatsächlich häufiger zu derartigen Komplikationen.

Dies dürfte alle aufschrecken, die zu den Mahlzeiten unter der Woche nur noch Wasser trinken, um ihr Gewissen zu beruhigen. Durch die Enthaltsamkeit, die sie sich für mehrere Tage auferlegen, halten sie einen übermäßigen Alkohol- und Weinkonsum an den Wochenenden oder auf Festen um so mehr für gerechtfertigt.

Erbarmungswürdige Zustände herrschen heutzutage in guten Restaurants, in denen nur noch Mineralwasser zu den Geschäftsessen gereicht wird.

Genau diese dem Alkohol entsagenden Manager sind es, die sich am Wochenende bedingunglos dem übermäßigen Konsum von Wein und Spirituosen hingeben, wobei sie Gefahr laufen, sich am Montagmorgen in einem Krankenwagen wiederzufinden.

2. Wirkung des Alkohols auf die Gefäße

Alkohol erhöht die Durchlässigkeit der Herzkranzgefäße, so daß eine bessere Durchblutung des Herzens gewährleistet ist und das Risiko einer Blutleere im Herzen (Herzstillstand) verringert wird.

Durch Alkohol werden auch Gefäßkrämpfe, insbesondere wenn sie durch Streß ausgelöst werden, gehemmt.

Auch in diesem Fall kommt es wieder auf die Menge an, denn bei zu hohem Alkoholkonsum (über 60 g pro Tag) entstehen freie Radikale, die die LDL oxydieren. Oxydierte LDL-Lipide sind jedoch hochgradig atherogen.

Dies ist ein weiterer Grund für einen mäßigen täglichen Weinkonsum. Nur unter dieser Bedingung wird die Bildung von freien Radikalen verhindert und die antioxydierende Wirkung der Polyphenole kann sich entfalten.

B
POLYPHENOLE

Polyphenole sind antioxydierende Substanzen, die vor allem im Wein vorkommen.

1. Einteilung

Die Einteilung ist ziemlich kompliziert, da sie häufig geändert wurde. Dies liegt daran, daß sich einzelne Forscher nicht immer über die Terminologie einig waren.
Ohne zu sehr in biochemische Betrachtungen zu verfallen, lassen sich fünf Arten von Polyphenolen unterscheiden:

- Flavonoide;
- Anthocyane, die das Tannin enthalten;
- Flavanole;
- Resveratrol;
- Phenolcarbonsäuren.

Die Polyphenole sind bereits in den Weintrauben (ungefähr 60 % in den Kernen und etwas mehr als 20 % in den Schalen) vorhanden.

2. Die Schutzmechanismen der Polyphenole bei Herz-Kreislauf-Erkrankungen

a Schutz der Kapillargefäße

Die im Wein enthaltenen Polyphenole verdoppeln die Widerstandsfähigkeit der Kapillargefäße, was zu einer entsprechenden Verringerung des Blutungsrisikos führt.

Es gibt auch ein Medikament (Endothelon) auf der Basis synthetischer Polyphenole, das Blutungen vorbeugen soll.

b Schutz des Kollagens

Man hat festgestellt, daß häufiger Atherome entstehen, wenn die Eiweiße der Gefäßwände bereits beschädigt sind. Die Struktur der Eiweiße wird durch kollagene Fasern gewährleistet, die dem Ganzen Festigkeit und Elastizität verleihen.

In Arbeiten von Professor Masquelier konnte nachgewiesen werden, daß die im Wein (insbesondere Rotwein) enthaltenen Polyphenole die Festigkeit des Kollagens verstärken, wodurch der Entstehung von Atheromen vorgebeugt wird.

c Die starke antioxydierende Wirkung der Polyphenole

Die Bedeutung der Antioxydantien besteht darin, freie Radikale unschädlich zu machen. Im Organismus kommen die Elektronen paarweise vor, bis auf eine Ausnahme: die Elektronen des Sauerstoffs. Der Sauerstoff ist in der Tat das einzige Molekül, das einzelne Elektronen besitzt. Diese werden als freie Radikale bezeichnet. Wie bei allen „Singles" sind die Radikalen auf der Suche nach einem Partner. Deshalb versuchen sie, sich an der DNA der Chromosomen und an den Lipiden der Zellmembranen festzusetzen. Dadurch verändern sich die Zellwände, sie verhärten sich und oxydieren. Diese Oxydation ist vergleichbar mit der Rostbildung bei Metall.

Der an sich lebensnotwendige Sauerstoff kann somit giftig werden. Besonders viele freie Radikale entstehen durch:

- Rauchen;
- Ultraviolette Strahlen;
- Luftverschmutzung;
- Extreme körperliche Aktivität (Leistungssport).
- Übermäßiger Alkoholkonsum (Alkoholismus).

Freie Radikale begünstigen durch ihre schädliche Wirkung auf die Zellen das Herz-Kreislauf-Risiko und lassen Bluthochdruck und Arteriosklerose entstehen. Sie bewirken auch eine beschleunigte Alterung der Zellen, insbesondere der Gehirnzellen.

Glücklicherweise verfügt unser Organismus über ein Heer von antioxydierenden Enzymen als Verteidigungsmacht. Mit zunehmendem Alter lichten sich jedoch die Reihen und es finden sich immer weniger antioxydierende Enzyme zum Appell ein.

Deshalb müssen wir auf die Unterstützung der Ernährung zurückgreifen, die uns Antioxydantien wie Betakarotin, Vitamin C und E, Selen und Zink zur Verfügung stellt.

Die Bedeutung des Weins besteht in zweifacher Hinsicht. Zunächst läßt mäßiger Konsum keine freien Radikale entstehen. Vor allem jedoch, wie es die Arbeiten von Professor Masquelier gezeigt haben, besitzen die in Wein enthaltenen Polyphenole eine starke antioxydierende Wirkung, die fünfzig mal stärker ist als die von Vitamin E, die normalerweise als Bezugspunkt dient.

In einem Liter Rotwein sind durchschnittlich 2500 mg Polyphenole enthalten, während sich in Weißwein nur ein Zehntel dieser Menge befindet. Professor Vinson hat jedoch 1995 nachgewiesen, daß die Polyphenole des Weißweins eine größere Wirksamkeit besitzen, was ihnen – ohne die Wirkung des Rotweins in diesem Bereich aufzuheben – trotz ihrer geringeren Anzahl eine nicht zu verachtende Bedeutung verleiht.

d Die positive Wirkung der Polyphenole auf die Blutplättchen

Mehrere Untersuchungen (Folts, Renaud, Bertelli 1995) haben gezeigt, daß Polyphenole, wie es auch bei Alkohol der Fall ist, die

Aggregation der Blutplättchen hemmen, wodurch bei plötzlichem Entzug sogar dem bereits erwähnten Reboundeffekt entgegengewirkt wird.

e Die Polyphenolkonzentration des Weins

Die Polyphenolkonzentration des Weins hängt von der Reichhaltigkeit des Rebstocks, der Methode der Weinbereitung (Art und Zeit der Mazeration), aber auch vom Anbaujahr ab.

Die Konzentration ist bei Rotwein sehr viel höher, da die Polyphenole in großer Menge in den Schalen der blauen Weintrauben vorhanden sind, die bei der Gärung lange mazeriert werden.

Traubensaft enthält eine beachtenswerte Menge an Polyphenolen, deren antioxydierende Wir-kung im Vergleich zu Wein jedoch gering ist. Erst der durch Gärung entstandene Alkohol verleiht ihnen die antioxydierenden Eigenschaften und begünstigt zudem ihre Darmabsorption.

Die empfohlene Zufuhr von Polyphenolen beträgt 300 – 400 mg pro Tag. Diese Menge ist in zwei Gläsern Rotwein enthalten.

Es sei daran erinnert, daß Polyphenole auch in anderen Lebensmitteln, wenngleich in geringeren Mengen, vorhanden sind: Obst, Gemüse, Kakao, Olivenöl, grüner Tee ...

Die ursprünglich in Bier und Apfelwein vorkommenden Polyphenole sind dagegen im fertigen Produkt nicht mehr enthalten, da sie bei der industriellen Herstellung aus Stabilitätsgründen zum großen Teil entfernt werden.

C
GLYZERIN

Glyzerin ist ein Alkoholzucker aus der Familie der Kohlenhydrate. Im Wein sind durchschnittlich 80 g/l enthalten.

Glyzerin besitzt bei Hyperinsulinismus und Insulinresistenz eine senkende Wirkung. Es verringert Gefäßschädigungen und begünstigt indirekt die Gefäßerweiterung, wodurch dem Thromboserisiko entgegengewirkt wird.

D
BALLASTSTOFFE

Im Wein sind lösliche Ballaststoffe enthalten: Pektin und Pflanzenmehlstoffe.

Der Gehalt hängt von den jeweiligen Rebsorten ab. Bei Syrah oder Chenin ist er zum Beispiel niedrig und bei Alicante-Bouchet hoch (600 - 1 000 mg/l).
Der liebliche Charakter einiger Weine ist auf die darin enthaltenen Ballaststoffe zurückzuführen.

Die im Wein vorkommenden löslichen Ballaststoffe erhöhen nicht nur den Polyphenolgehalt im Blut, sondern verringern auch die Fettabsorption im Darm (insbesondere der gesättigten Fette). Außerdem besitzen sie bei Hyperinsulinismus und Insulinresistenz – zwei wichtige Arteriosklerosefaktoren – eine senkende Wirkung.

E
ASPIRIN

Aspirin wird seit Jahren in der Kardiologie als Sekundärprävention eingesetzt. Bis jetzt war man nämlich der Meinung, daß dieses Medikament am wirksamsten ist, um das Rückfallrisiko bei Herzinfarkt oder Thrombose nach einer Bypassoperation zu verringern (Risikofaktor 0,79 gegenüber 1 bei denjenigen, die kein Aspirin erhielten).

Die Wirkung des Aspirins besteht darin, die Aggregation der Blutplättchen zu hemmen und der Gefäßverengung vorzubeugen. In der Regel wird eine Menge von 160 mg pro Tag verordnet.

Allerdings können manchmal ernste Störungen auftreten: Blutungen, Magen- und Zwölffingerdarmgeschwüre, Gastritis (Magenschleimhautentzündung).

Mehrere Untersuchungen haben gezeigt, daß im Wein Aspirin enthalten ist: etwa 30 mg/l in Weißwein und etwas mehr in Rotwein.

Die Fähigkeit, die Aggregation der Blutplättchen zu hemmen, die dem Aspirin, den Polyphenolen und dem Alkohol eigen ist, macht aus dem Wein ein wirksames „Medikament", das dem eigentlichen Aspirin in nichts nachsteht und das zudem viel weniger gefährliche Nebenwirkungen hervorruft.

Es ist jedoch festzuhalten, daß sich durch die Einnahme von Aspirin der Blutalkoholspiegel erhöht. Wenn ein Franzose nach dem Genuß von zwei Gläsern Wein ein Aspirin nimmt, läuft er Gefahr, die in Frankreich zulässige Höchstgrenze von 0,50 mg/l zu überschreiten.

Deshalb sollte nach einem Essen, zu dem Alkohol gereicht wurde, nie ein Aspirin eingenommen werden, wenn man sich noch ans Steuer setzen muß.

Anhand dieser Arbeiten, die die positive Wirkung des Weins auf das Herz-Kreislauf-System (bei einem Konsum von 2 – 4 Gläsern pro Tag) aufgezeigt haben, wird offensichtlich, daß er heilsame Eigenschaften besitzt. Dies gilt sowohl für die Primärprävention als auch ganz besonders für die Sekundärprävention, bei der die Wirkung des Weins einem echten Medikament entspricht, das genauso wirksam ist – wenn nicht sogar noch wirksamer – wie andere herkömmliche, vom Arzt verordnete Arzneimittel.

Kapitel VII

DIE ÜBRIGEN POSITIVEN EIGENSCHAFTEN DES WEINS

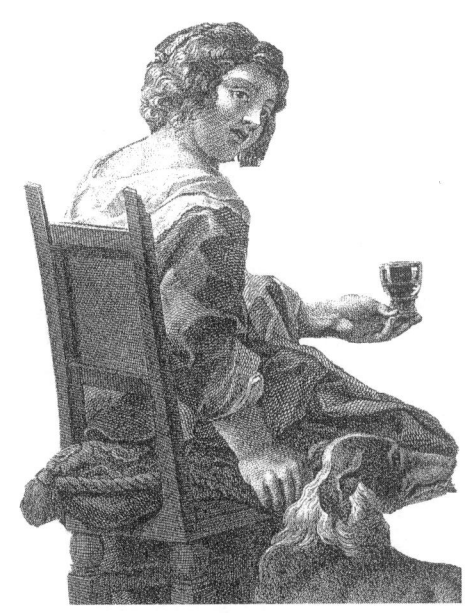

Bei den bedeutenden wissenschaftlichen Arbeiten, die in den letzten Jahren in zahlreichen Ländern durchgeführt wurden, galt das Interesse vor allem der vorbeugenden Wirkung des Weins auf das Herz-Kreislauf-System. Dies liegt zunächst daran, daß die Mortalität in diesem Bereich am höchsten ist. Ein weiterer Grund dafür sind die Ergebnisse der bereits dargelegten epidemiologischen Untersuchungen, die zeigen, daß das Koronarrisiko zwischen 1 – 4 differieren kann, je nachdem, ob Wein getrunken wird oder nicht.

Selbst wenn es den für die Medizin und die Gesundheit allgemein zuständigen Stellen überaus widerstrebt, diese Information publik zu machen, wird die Nachricht, daß Wein (in Maßen) gut für die Gesundheit ist, dank der Medien immer mehr verbreitet. Dadurch ist es möglich, den Wein aus seinem Ghetto zu befreien, in dem er durch Anti-Alkohol-Verbände jahrelang zu Unrecht eingeschlossen war.

Wenn von den heilsamen Eigenschaften des Weins die Rede ist, besteht immer noch zu sehr die Neigung, sich auf die Aspekte des Herz-Kreislauf-Systems zu beschränken (die natürlich am eindrucksvollsten sind).
  Wie bereits aufgezeigt wurde, ist die Heilwirkung des Weins seit Jahrtausenden bekannt. Wer würde es heutzutage wagen, Hippokrates und Pasteur, die in einem Abstand von zweitausend Jahren die positive Wirkung des Weins auf die Gesundheit in den Himmel hoben, als Spaßvögel zu bezeichnen?

Die wissenschaftliche Forschung der letzten Jahrzehnte hat eine gewisse Anzahl von Beweisen erbracht, daß die in der Antike vorherrschende Meinung über den Wein sehr wohl begründet war. Die in diesem Zusammenhang gehegten Erwartungen wurden sogar weit übertroffen.

I

DIE WIRKUNG DES WEINS GEGEN INFEKTIONEN

Professor Masquelier hat die Wirkung des Weins gegen Infektionen genau aufgezeigt.

1. Bakterizide Wirkung

Wenn 50 cl Rotwein mit 10 Millionen Kolibakterien versetzt werden, sind nach einer halben Stunde keine lebenden Keime mehr vorhanden.

In verschiedenen Versuchen konnte nachgewiesen werden, daß dieses Ergebnis weder auf den sauren PH-Wert des Weins noch auf den darin enthaltenen Alkohol zurückzuführen ist. Die bakterizide Wirkung geht in Wahrheit von den Anthocyanen und der Zimtsäure des Weins aus.

Aufgrund der verschiedenen Bestandteile des Weins kann man sagen, daß die bakterizide Wirkung des Weins breit gefächert ist: sie umfaßt sowohl die gramnegativen Keime (Salmonellen, Shigellen, Kolibakterien, Proteus) als auch die grampositiven Keime (Staphylokokken, Streptokokken, Pneumokokken).

Es muß jedoch festgehalten werden, daß Weißwein aufgrund seines geringen Gehalts an Anthocyanen im Vergleich zu Rotwein eine viel niedrigere bakterizide Wirkung besitzt. Dies läßt erkennen, daß einige althergebrachte Gepflogenheiten, die fest in der Feinschmeckertradition verwurzelt sind, nicht immer angebracht waren. So wurde lange Zeit empfohlen, zu Schalentieren, insbesondere Austern, Muscadet, Gros Plan oder Wein aus dem Elsaß zu trinken, da diese Weine einer Darminfektion vorbeugen könnten, falls die Weichtiere von Keimen befallen sein sollten.

Es wird somit deutlich, daß die vorbeugende Wirkung des Weißweins bei Infektionen nicht gewährleistet ist, es sei denn, er wird in großen Mengen zu sich genommen, wovon bekanntlich absolut abzuraten ist. Deshalb wäre es besser, ihn durch Rotwein zu ersetzen: Saumur Champigny, Bourgueil, Chinon, Sancerre und viele andere passen sehr gut zu einem Dutzend Austern und werden von vielen Feinschmeckern aus geschmacklichen Gründen bereits seit langem bevorzugt.

Die bakterizide Wirkung des Weins gilt jedoch hauptsächlich in vorbeugender Hinsicht. Es wäre wirklich unbesonnen, eine Blutvergiftung allein mit Rotwein behandeln zu wollen. Eine derartige Wirkung konnte bisher auch noch nie nachgewiesen werden.

Dagegen wurde aufgezeigt, daß sogar eine geringe Menge Wein in verunreinigtem Wasser aus einem endemischen tropischen Gebiet eine beachtenswerte vorbeugende Wirkung besitzen kann. Wird verunreinigtes Wasser zu 50 % mit Rotwein gemischt, läßt es sich bedenkenlos trinken.

Es ist zudem festzuhalten, daß Eisen, das in einigen Weinen in großer Menge vorkommt (wie zum Beispiel im Médoc), in Verbindung mit einer natürlichen Vitamin C-Zufuhr das Immunsystem stärken kann, wodurch die Infektionsanfälligkeit herabgesetzt wird.

2. Die Wirkung des Weins gegen Viren

Pflanzen sind zwar nicht in Besitz eines Immunsystems, aber sie können sich trotzdem gegen Angriffe von Viren zur Wehr setzen, wie es auch bei der Weinrebe der Fall ist.
In Laborversuchen wurde nachgewiesen, daß Rotwein sogar in verdünnter Form den Poliomyelitis-Virus (spinale Kinderlähmung) zerstört. Die gleiche Wirkung wird mit einigen Milligramm Tannin oder Procyanidin-Oligomeren erzielt.

Bei anderen Viren wie zum Beispiel Coxsackie-Viren, Herpes oder Retroviren, darunter der AIDS-auslösende HIV-Virus, kam man zu dem gleichen Ergebnis.

Studien haben gezeigt, daß diese Wirkung auf die Anlagerung des Tannins zurückzuführen ist, wodurch die Eiweißstelle des Virus, die ihm das Eindringen in die Zelle ermöglicht, blockiert wird.

Dies wird auch dadurch bestätigt, daß Nichtraucher, die zu den Weintrinkern zählen, seltener an Grippe erkranken als Nichtraucher, die auf Alkohol verzichten. Wein besitzt somit eine vorbeugende Wirkung bei Grippeerkrankungen.

Aus der Statistik der Arbeitsmedizin geht hervor, daß Weinkonsumenten (mäßiger Konsum) aufgrund von Infektionskrankheiten seltener dem Arbeitsplatz fernbleiben als Nicht-Konsumenten.

3. Die Wirkung des Weins gegen Karies

Karies ist bekanntlich eine Infektionskrankheit: der Streptokokkus mutans begünstigt durch die Umwandlung von Zucker die Entstehung von Zahnbelag, woraus sich Karies entwickelt.

Die im Wein enthaltenen Procyanidine verhindern die Bildung von Zahnbelag, indem sie sich an den Bakterien anlagern und sie in ihrer Funktion stören.

II

DIE ANTIALLERGISCHE WIRKUNG DES WEINS

Es ist bekannt, daß einige Polyphenole ein Enzym (Histidin Decarboxylase) hemmen, das das Histidin (eine ganz harmlose Aminosäure) in Histamin umwandelt, das allergische Reaktionen hervorruft.

Finnische Forscher haben diese Versuchsergebnisse vor kurzem bestätigt, als sie die lindernde Wirkung des Weins bei den mit Heuschnupfen einhergehenden Beschwerden aufzeigten.

Leider können trotzdem einige Weine, die zuviel Histamin enthalten, bei überempfindlichen Personen selbst allergische Reaktionen auslösen. Bei einem Wein, der einen zu hohen Sulfitgehalt aufweist, besteht die Möglichkeit eines Asthmaanfalls. In diesem Fall sollten die Weine bevorzugt werden, die wenig oder überhaupt kein Sulfit enthalten, wie es bei Produkten aus biologischem Anbau der Fall ist.

III

WEIN IST
DER BESTE VERDAUUNGSTRANK

Einer der am meisten anerkannten Vorzüge des Weins ist sicherlich seine verdauungsfördernde Wirkung. Die Erklärung dafür liefert uns heute die Wissenschaft.

1. Wirkung auf den Magen

Wein wirkt sich vorbeugend auf die Entstehung von Magen- und Zwölffingerdarmgeschwüren aus, was vor allem auf die Hemmung der Histaminbildung zurückzuführen ist.

Die 1986 von Peterson durchgeführte Studie hat gezeigt, daß Wein die Magensaftsekretion fördert, was ihm eine appetitanregende Wirkung verleiht.

Seiner Ansicht nach ist diese Eigenschaft des Weins auf die darin enthaltenen Amine (Tyramin, Dimethylamin, Ethanolamin usw.) zurückzuführen.

Man kann somit davon ausgehen, daß Weinkonsum vor dem Essen die Sekretion der Magensäfte anregt, was insbesondere für die Verdauung von Eiweißen gilt.

Eine andere 1991 von Chacin veröffentlichte Studie zeigt, daß Alkohol allein überhaupt keine positive Wirkung auf die Magenschleimhaut besitzt und daß er sich in hoher Konzentration (ab einem Alkoholgehalt von 20 %) sogar negativ auswirkt, da die Magensaftsekretion gehemmt wird.

Dadurch bestätigt sich, daß der Genuß von hochprozentigem Alkohol (Whisky, Gin, Wodka usw.) vor dem Essen, dem sich einige häufig hingeben, den Appetit überhaupt nicht anregt, sondern sogar die Verdauung der anschließend zugeführten Nahrung beeinträchtigt.

2. Wirkung auf die Gallenblase

Einige im Wein enthaltene Substanzen (Zimtsäure) regen die Gallensekretion an.

Durch diesen Mechanismus trägt der Wein erheblich zur Verdauung von üppigen Mahlzeiten bei. Er bewirkt genaugenommen eine beschleunigte Verdauung der Fette im Dünndarm.

3. Wirkung auf die Bauchspeicheldrüse

Es wurde nachgewiesen (1992 von Gin und Christiansen), daß mäßiger Weinkonsum (1 – 2 Gläser pro Mahlzeit) die Insulinsensibilität verbessert. Insulin ist ein von der Bauchspeicheldrüse produziertes Hormon, das eine Senkung des Blutzuckerspiegels bewirkt.

Bei Diabetes II oder Fettdiabetes (wird so genannt, weil er häufig mit Übergewicht einhergeht) produziert die Bauchspeicheldrüse zuviel Insulin (Hyperinsulinismus), das vom Organismus nicht richtig erkannt wird, so daß es in seiner Wirkung eingeschränkt ist (Insulinresistenz).

Um den Blutzuckerspiegel zu senken, reagiert die Bauchspeicheldrüse mit einer weiteren Insulinsekretion, was zu einer Verschlimmerung des Hyperinsulinismus führt.
Es hat sich herausgestellt, daß mäßiger täglicher Weinkonsum den Teufelskreis Hyperinsulinismus-Insulinresistenz durchbricht, da dadurch die Insulinsensibilität der Gewebe – und damit der Diabetes – verbessert wird.

4. Wirkung auf den Dünndarm

Wein bewirkt eine geringe Verlangsamung der Darmbewegungen, so daß die Verdauung in diesem Abschnitt längere Zeit in Anspruch nimmt.

5. Wirkung auf den Grimmdarm

Wein besitzt krampflösende Eigenschaften und wirkt deshalb gegen Durchfall. Es wurde nachgewiesen, daß die Flavonoide und das Katechin dafür verantwortlich sind. Dies bedeutet, daß Wein bei bakterienbedingtem Durchfall eingesetzt werden kann – wenn nichts Besseres zur Verfügung steht –, da er den Flüssigkeitsverlust über den Darm verringert und den Infektionsherd sterilisiert.

IV

WEIN UND ÜBERGEWICHT

In geringen Mengen (1 Glas Rotwein nach dem Essen) kann Wein eine Gewichtsabnahme begünstigen.

Wein bewirkt eine Senkung des Blutzuckerspiegels und eine Regulierung des Hyperinsulinismus, der für die Gewichtszunahme verantwortlich ist. Durch die niedrigere Insulinkonzentration wird der Gewichtsverlust erleichtert, da die Triglyceridlipase – ein Enzym, das die Fettreserven reduziert – in Aktion treten kann.

Außerdem wurde nachgewiesen (Bravo 1994), daß das im Wein enthaltene Katechin die Fettausscheidung über den Darm verstärkt.

V

ANTI-IONISIERENDE WIRKUNG DES WEINS

Um die durch Radioaktivität ausgelöste Bildung von freien Radikalen zu verringern, machte man sich die antioxydierende Wirkung des Weins zunutze.

Derartige Versuche wurden vor allem in der ehemaligen Sowjetunion nach der Atomexplosion von Tschernobyl unternommen, da die Ärzteschaft vor Ort fast ohne Geld dastand und über keine wirksameren Behandlungsmethoden verfügte.

VI

WEIN VERLANGSAMT DEN ALTERUNGSPROZESS

Bei der Oxydation entstehen freie Radikale, die sich störend auf die DNA-Struktur der Chromosomen und die Zellstruktur auswirken. Dadurch wird die Reproduktion der Zellen beeinträchtigt, die dann nicht mehr so leistungsfähig sind.

Wie sich die Zellen durch die aufeinanderfolgende Reproduktion allmählich verändern können, läßt sich anhand eines Fotokopierers nachvollziehen. Wenn man einen Text nacheinander kopiert und dabei jedesmal die letzte Kopie, und nicht das Original, verwendet, läßt die Qualität der Reproduktion nach, d.h. der Text wird immer unleserlicher.

Genauso verhält es sich bei der Reproduktion von Zellen, die durch freie Radikale geschädigt wurden: die neuen Zellen haben an „Qualität" verloren. So ist das Phänomen der Zellalterung zu verstehen.

Um diesen Zellveränderungen Einhalt zu gebieten und der Zellalterung vorzubeugen, gilt es, die freien Radikale unschädlich zu machen.

Dies geschieht mit Hilfe der antioxydierenden Wirkung des Weins, die auf den hohen Polyphenolgehalt zurückzuführen ist und eine deutliche Verlangsamung des Alterungsprozesses zur Folge hat.

Die antioxydierende Wirkung des Weins besteht jedoch nur bei mäßigem Konsum (2 Gläser pro Mahlzeit), da jeder übermäßige Alkoholgenuß selbst freie Radikale entstehen läßt.

Im übrigen wurde bereits 1933 von Dr. Dougnac aufgezeigt, daß in Weinbaugebieten eine viel längere Lebensdauer besteht.

Altersgruppe	Zunahme der Lebensdauer im Médoc im Vergleich zu ganz Frankreich (in %)
60 – 64	+ 25 %
65 – 69	+ 27 %
70 – 79	+ 29 %
80 und älter	+ 46 %

Dr. Dougnac verglich auch die Lebensdauer der Bewohner des Departements Calvados, die Apfelwein und hochprozentigen Alkohol bevorzugen, mit der Lebensdauer der Bewohner des Departements Gironde, die zu den Weintrinkern zählen, was genauso aufschlußreich ist:

Altersgruppe	Zusätzliche Lebensdauer in Gironde im Vergleich zu Calvados (in %)
60 - 69	+ 35 %
70 - 79	+ 33 %
80 und älter	+ 65 %

Eine neuere Studie von Dr. Baspeyras (1986) zeigt, daß heute fast noch die gleichen Unterschiede bestehen.

Seit jeher sagt uns der gesunde Menschenverstand, daß im Alter zu jeder Mahlzeit ein Glas Wein getrunken werden sollte, um ein langes und gesundes Leben zu führen.

Meine Großmutter (die aus Bordeaux stammt) hat sich immer strikt daran gehalten und wurde 102 Jahre alt.

Die Wissenschaft liefert uns heute die Bestätigung, daß Rotwein mit seinem hohen Polyphenolgehalt sich tatsächlich auf die Lebensdauer auswirkt.

Die älteste Frau der Welt, Jeanne Calment, die 1996 121 Jahre alt wurde, betont immer, daß sie ihr außergewöhnlich langes Leben nicht nur dem Klima und der typischen Ernährung der heimatlichen Provence verdankt, sondern auch dem Portwein und der Schokolade, die sie sich täglich gönnt und die besonders viel Polyphenole enthalten.

Es sei zudem daran erinnert, daß das in Wein enthaltene Tannin (insbesondere in Rotwein) der Entstehung des grauen Stars vorbeugt (von dem vor allem ältere Personen betroffen sind), indem es das Enzym hemmt, das die Krankheit indirekt auslöst (Aldose-reduktase).

Die Wirkung des Weins gegen Entzündungen

Einige erste Studien haben gezeigt, daß die in Wein enthaltenen Polyphenole indirekt gegen Entzündungen wirken, indem sie die dafür verantwortlichen Enzyme hemmen.

Die Arbeiten in diesem Bereich sind jedoch noch nicht weit fortgeschritten, obwohl bekannt ist, daß man sich in Japan und in China die entzündungshemmenden Eigenschaften von Resveratrol, einem Polyphenol, bereits zunutze macht.

VII

BESSERE EISENABSORPTION

Durch den Konsum von Wein, insbesondere Weißwein, wird die Absorption des in der Nahrung befindlichen Eisens erhöht.

Es kommt zu einer noch viel besseren Absorption, wenn der Wein zu den Mahlzeiten getrunken wird.

VIII

WIRKUNG DES WEINS GEGEN KREBS

Es wurde aufgezeigt, daß mäßiger Weinkonsum eine schützende Wirkung ausübt, wodurch dem Krebsrisiko vorgebeugt werden kann.

Freie Radikale sind bekanntlich erheblich an der Krebserzeugung beteiligt. Wie wir wissen, können sie durch Polyphenole gehemmt werden.

Ballaststoffe sollen ebenfalls eine krebsvorbeugende Wirkung besitzen, was zumindest bei Grimm- und Mastdarmkrebs nachgewiesen wurde. Außerdem wurde vor kurzem aufgezeigt, daß Aspirin der Entstehung von Grimmdarm- und Speiseröhrenkrebs entgegenwirkt. Wie wir wissen, sind diese Stoffe (Polyphenole, Ballaststoffe, Aspirin) reichlich in Wein vorhanden.

IX

WEIN WIRKT AM BESTEN GEGEN STRESS

In einer 1994 von Lipton geleiteten Studie zeigte sich, daß man eine u-förmige Kurve erhält, wenn man analysiert, wie sich alkoholische Getränke auf die Streßbewältigung und damit auf die Vermeidung von Depressionen auswirken. Dies bedeutet, daß sowohl Nicht-Konsumenten (oder Konsumenten von geringen Mengen) als auch sehr starke Alkoholkonsumenten viel streßempfindlicher sind. Lediglich mäßige Trinker können gut (oder zumindest besser) mit Streß umgehen und sind dadurch weniger anfällig für Depressionen.

1979 wurde in einer Umfrage einer repräsentativen Auswahl von Personen die Frage gestellt, aus welchem Grund sie alkoholische Getränke zu sich nehmen. Die Antworten lauteten folgendermaßen: Bier, um den Durst zu stillen (vor allem bei warmem Wetter), Aperitif und Digestif „um es den anderen gleichzutun", Wein als Getränk zu den Mahlzeiten (79 %).

Aufschlußreich daran ist, daß niemand zu sagen gewagt hat, daß er Wein aufgrund seiner euphorisierenden oder beruhigenden Eigenschaften, d.h. aufgrund seiner Wirkung gegen Streß, bevorzugt, denn dies hätte falsch verstanden werden können.

Wenn man ohne Hemmungen von seiner hedonistischen Vorliebe für Wein spricht und voller Stolz seinen Weinkeller zeigt, fällt es einem wirklich viel schwerer, in aller Öffentlichkeit einzugestehen, daß man auch Wein trinkt, um sich seelisch zu stärken oder Streß abzubauen.

Denn Wein besitzt sehr wohl eine euphorisierende, angstlösende, antidepressive und beruhigende Wirkung.

Kann man sich zu diesen Eigenschaften des Weins tatsächlich nicht bekennen, so daß man aus Anstand lieber schweigt?

Einige neigen nämlich immer noch dazu, Wein mit Drogen in Verbindung zu bringen, und sehen mit Entsetzen in jeder Trinkveranstaltung die Vorstufe zum Alkoholismus.

Welcher Arzt würde es heutzutage wagen, mäßigen Weinkonsum zu empfehlen (selbst wenn er ihn sich selbst verordnet), um Hemmungen abzubauen, das Selbstvertrauen zu stärken, weniger ängstlich zu sein oder ganz einfach das Leben, wenn nicht in rosigen Farben, so doch weniger schwarz zu sehen?

Denn Wein ist sehr wohl ein „gesellschaftliches Elixier", das sich positiv auf die zwischenmenschlichen Beziehungen auswirkt. Ist es deshalb ein Verbrechen oder auch einfach unschicklich, davon Gebrauch zu machen, wenn man weiß, daß man ihn nie im Übermaß genießen wird?

Wie bereits dargelegt wurde, ist beim Weinkonsum in Frankreich ein sehr starker Rückgang zu verzeichnen. Ist dies nicht gleichzeitig die Erklärung (oder zumindest eine davon) für die wachsende Verdrossenheit unter der Bevölkerung?

Die Ärzte wären wahrscheinlich gut beraten, darüber nachzudenken, anstatt gewissenlos jedes Jahr zum Wohle der Pharmaindustrie und zum Leid der Krankenversicherung

- 85 Millionen Packungen Beruhigungsmittel;
- 22 Millionen Packungen Neuroleptika;
- 43 Millionen Packungen Antidepressiva;
- 67 Millionen Packungen Schlafmittel

zu verordnen und damit aus den Franzosen die größten Psychopharmaka-Konsumenten der Welt zu machen.

Wäre ein gutes Glas Wein nicht sinnvoller als eine Gelatinekapsel mit „unerwünschten Nebenwirkungen"?

Mögen die strengen Sittenwächter ein für allemal damit aufhören, das Schreckgespenst eines schmutzigen und zerstörerischen Alkoholismus heraufzubeschwören, von dem das 19. Jahrhundert heimgesucht wurde.

X

WOHLTUENDE WIRKUNG DES WEINS AUF DAS GEFÄSSYSTEM DES GEHIRNS

Störungen der Gehirngefäße sind auf Verstopfung durch Arteriosklerose und Thrombose (Blutgerinnung innerhalb einer das Gehirn durchblutenden Arterie) zurückzuführen.

Der dadurch schlecht durchblutete Gehirnabschnitt wird vorübergehend (oder endgültig) geschädigt und in seiner Funktion gestört. Diese Erkrankung kann Lähmungen, halbseitige Lähmungen oder Sprachstörungen zur Folge haben.

Der Schädigungsvorgang ist im übrigen mit dem in den Herzgefäßen vergleichbar, abgesehen von den fehlenden Gefäßkrämpfen.

Wenn Wein, wie bereits nachgewiesen wurde, der Entstehung des Koronaratheroms vorbeugt, ist es nur logisch, daß er beim Gehirnatherom die gleiche Wirkung besitzt.

In mehreren Studien wurde dies tatsächlich aufgezeigt:

Studie von Stampfer von 1988				
Wein in Gramm pro Tag	0	<15	15 – 50	60 – 140
Risikorate	1	0,7	0,4	0,8

Studie von Polomäki von 1993			
Wein in Gläsern pro Tag	0	2	5
Risikorate	1	0,5	1

1990 wurde auch in einer Studie von Klosky aufgezeigt, daß durch den Konsum von zwei bis drei Gläsern Wein pro Tag der Entstehung einer Gehirn-Ischämie (Blutleere im Gehirn) vorgebeugt wird.

Nach der Veröffentlichung des „französischen Paradoxons", das den Beweis für die schützende Wirkung des Weins bei Herz-Kreislauf-Erkrankungen lieferte, stellten einige angelsächsischen Ärzte die

Behauptung auf, daß die dem Wein zugeschriebenen positiven Eigenschaften auch für Alkohol allgemein gelten würden.

Sie ließen deshalb verlauten, daß jeder Alkohol (vor allem aus angelsächsischer Produktion stammender und häufig konsumierter Alkohol wie Whisky, Gin oder auch Bier) die gleiche wohltuende Wirkung besitzt, sobald er in Maßen und auf regelmäßige Weise zu sich genommen wird.

Im vorherigen Kapitel wurde dargelegt, daß die vorbeugende Wirkung des Weins bei Herz-Kreislauf-Erkrankungen mit Abstand am größten ist, selbst wenn andere Alkoholarten diese Eigenschaft ebenfalls besitzen. Vor allem wurde in diesem Kapitel ersichtlich, daß Wein über eine enorme Menge von Heilwirkungen verfügt, die ihn zu einem echten Medikament werden lassen.

Kapitel VIII

DIE GEFAHREN
ÜBERTRIEBENEN WEINKONSUMS

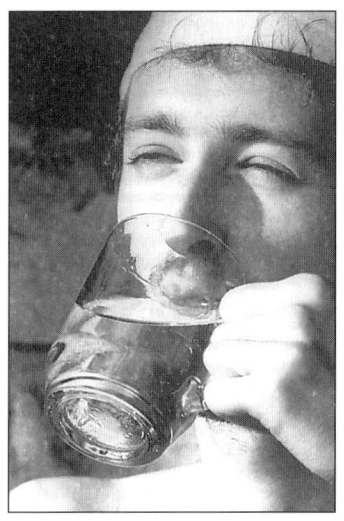

Wir haben in den vorangehenden Kapiteln gesehen, daß der Wein ein vollwertiges Lebensmittel ist und daß sein Konsum in zurückhaltenden Dosen besonders günstige, ja außerordentliche Auswirkungen auf die Gesundheit haben kann.

Trotz aller im vorliegenden Werk unternommenen Vorsichtsmaßnahmen, in denen darauf bestanden wurde, daß es notwendig ist, Wein immer mit Bedacht zu trinken, scheint es uns überdies der Vollständigkeit und Objektivität halber notwendig zu zeigen, in welchem Maße der Wein ein gefährliches Getränk sein kann, wenn man ihn übertrieben konsumiert.

„Die Dosis macht das Gift", sagte Hippokrates.
   Doch wir werden sehen, daß die Dosis, die schicksalhafte Schwelle, jenseits derer der Wein negative Auswirkungen haben kann, nicht für alle gleich ist. Frauen haben eine geringere Toleranzschwelle als Männer, aber in jeder dieser Bevölkerungsgruppen kann es auch von einem Individuum zum anderen eine unterschiedliche Sensibilität geben.

I

DER ALKOHOL-STOFFWECHSEL

Es ist der Alkohol, der im Wein den Risikofaktor darstellt. Der Stoffwechsel dieses Alkohols (Äthylalkohol) geschieht, wenn der Wein erst einmal absorbiert ist, zu 95 % durch die Tätigkeit eines Enzyms: der ADH (Alkohol-Dehydrogenase). Der Alkohol wird so in Acetaldehyd umgewandelt.

Anschließend schaltet sich ein zweites Enzym ein: die Aldehyddehydrogenase, die das Acetaldehyd in Essigsäure umwandelt.

Der größte Teil dieser Essigsäure (70 %) wird in Form von Hitze eliminiert. Der Rest wandelt sich in Fette und besonders in Triglyzeride um.

Das Enzym ADH, das also für den Alkoholstoffwechsel verantwortlich ist, kann in zwei Organen tätig sein: im Magen und in der Leber.

Wenn der Wein nüchtern eingenommen wird, bleibt er nur sehr kurz im Magen, und die ADH hat dort keine Zeit zu wirken. Der Alkohol geht also sehr schnell in den Dünndarm, wo er absorbiert wird. Anschließend geht er ins venöse Blut der Pfortader über, die zur Leber führt.

Dort kommt die ADH der Leber zum Einsatz, die in der Lage ist, 100 mg Alkohol pro Kilo Körpergewicht in der Stunde zu verarbeiten.

Das heißt:

- 6 g Alkohol pro Stunde bei einem 60 kg schweren Menschen;
- 7 g Alkohol pro Stunde bei einem 70 kg schweren Menschen;
- 9 g Alkohol pro Stunde bei einem 90 kg schweren Menschen.

Sobald man diese Dosen überschreitet, geht der Alkohol in das Blut über – obwohl eine andere Enzymgruppe (das Zytochrom P 450) in Gang gesetzt wird – und der Alkoholspiegel wird sichtbar. Dieses relative Übermaß an Alkohol, das vorübergehend nicht von der Leber verarbeitet werden kann, kann sich unter Umständen je nach der Sensibilität der betreffenden Person durch das Gefühl ausdrücken, daß „sich der Kopf dreht".

Das kann passieren, wenn man auf nüchternen Magen trinkt, wo sich der Übergang des Alkohols ins Blut in weniger als 20 Minuten vollzieht.

Wenn der Wein im Laufe einer Mahlzeit eingenommen wird, ist der Übergang progressiver. Man betrachtet in diesem Fall den Alkoholspiegel eine Stunde nach dem Trinken des letzten Glases Wein als maximal. Deshalb muß man den Verzehr von Alkohol auf leeren Magen verurteilen, z. B. als Aperitif oder mitten am Vor- oder Nachmittag.

Wenn man beim Essen Wein trinkt, hat die ADH im Magen Zeit zu wirken. Das verteilt die Verstoffwechselung des Alkohols über die

Zeit und verhindert eine zu rasche und zu bedeutende Erhöhung des Alkoholspiegels.

Es ist in der Tat immer wesentlich, vor dem Trinken zu essen, selbst wenn es sich nur um ein Glas Wein handelt.

Zweckmäßigerweise sollte man den Pförtner (den Schließmuskel, der den Magen vom Dünndarm trennt) dadurch schließen, daß man Lipo-Proteine wie Oliven, Käse, Wurstscheiben, Räucherlachs u.ä. zu sich nimmt.

Doch man muß wissen, daß eine große Ungleichheit in der Produktion der ADH im Magen besteht:

- Frauen haben halb so viel davon wie Männer, was zweifellos erklärt, warum sie Alkohol weniger gut vertragen.

- Asiaten haben wenig davon: 85 % weniger im Verhältnis zu den Europäern, was auch der Fall ist bei Eingeborenenbevölkerungen, die über Jahrtausende abseits von der Zivilisation gelebt haben, wie die Eskimos, die Indianer Amerikas oder die australischen Aborigines.

Daraus ergibt sich die mögliche Hypothese, daß die Menschenschläge, die im Laufe ihrer Geschichte keinen oder wenig Alkohol zu sich genommen haben (zum größten Teil, weil sie ihn nicht kannten), das Enzym ADH genetisch nicht entwickelt haben, das für seine Verstoffwechselung notwendig ist. Deshalb sind sie dem Rausch, aber auch dem Alkoholismus gegenüber empfindlicher.

- Bei den westlichen Alkoholikern stellt man fest, daß die Menge an ADH im Magen schwach (- 50 %) oder gleich Null ist, was auch hier sicher dazu beiträgt, ihre Krankheit in Gang zu halten.

- Bestimmte Medikamente (die H2-Rezeptorenblocker), die oft zur Behandlung von Magengeschwüren verschrieben werden, verhindern zum Teil oder völlig die Wirkung der ADH im Magen.

II

DIE WIDERNATÜRLICHEN WIRKUNGEN DES ALKOHOLMISSBRAUCHS AUF DEN STOFFWECHSEL

a Auswirkungen auf den Blutzucker

Ein übertriebener Genuß von Wein (und um so mehr von synthetischem Alkohol) auf leeren Magen und ohne eine darauffolgende Mahlzeit birgt die Gefahr einer Unterzuckerung (Hypoglykämie).

Da der Alkohol die Blutzuckererneuerung blockiert, ensteht ein Defizit der Glukosezufuhr in das Blut, und der Blutzuckerspiegel neigt so dazu, abzufallen.

Wenn diese Senkung des Blutzuckerspiegels fortschreitet, kann man folgende Störungen beobachten: Kopfschmerzen, Gähnen, Erschöpfung, Mangel an Konzentration, Gedächtnislücken, Sehstörungen, Kälteempfindlichkeit, aber auch eine gewisse Reizbarkeit.

Wenn der nüchtern in zu großer Menge getrunkene Wein einen hohen Zuckergehalt aufweist (Pineau, Portwein, Sauterne, Sangria usw.), besteht die Gefahr, daß die sekundäre Hypoglykämie ernsthafter sein wird.

Ein echtes hypoglykämisches Unwohlsein kann plötzlich einsetzen, mit Symptomen wie Schweißausbrüchen, Herzklopfen, Zittern, starkem Hungergefühl, Angstgefühl, bis hin zum Bewußtseinsverlust.

b Auswirkungen auf den Diabetes

Wenn der Wein im Laufe der Mahlzeit getrunken wird, stört er das Gleichgewicht eines insulinabhängigen Diabetikers nicht, unter der Bedingung, daß zwei Gläser pro Mahlzeit nicht überschritten werden. Darüber hinaus geht der Diabetiker Risiken ein.

Doch wenn der Wein auf nüchternen Magen getrunken wird, ist das Risiko einer Hypoglykämie groß, und sie kann ganz plötzlich ohne Vorzeichen auftreten.

Beim Diabetiker des Typs II, dem sogenannten „Fettdiabetiker", verbessern zwei Gläser inmitten einer Mahlzeit getrunkenen Weins eher die Glukose-Toleranz und führen so zur Senkung des Blutzuckerspiegels. Diese günstige Wirkung ensteht durch die Verbesserung der Sensibilität gegenüber dem Insulin und den löslichen Fasern des Weines, die die Aufnahme der Kohlenhydrate aus der Mahlzeit vermindern.

Bei größerer Menge findet hingegen eine Zunahme des Hyperinsulinismus und logischerweise der Insulinresistenz statt.

Im übrigen muß man wissen, daß der Alkoholismus zu einer Glukose-Unverträglichkeit führt, die mit einem Diabetes enden kann. Über die Hälfte der chronischen Trinker haben eine Glukose-Unverträglichkeit. Die Statistiken zeigen, daß die Häufigkeit von Diabetes bei den Zirrhosekranken 10 % beträgt (gegenüber 4 % in der Allgemeinbevölkerung).

c Auswirkungen auf das Muskelsystem

Im Falle eines übermäßigen Alkoholkonsums ist das Risiko eines Muskelschwundes groß, denn die Aminosäuren, die aus den Eiweißen der Nahrung stammen, werden im Dünndarm schlecht absorbiert.

d Auswirkungen auf das Immunsystem

Der Alkoholmißbauch führt zu einer Senkung des Albuminspiegels im Blut. Dies ist ein Zeichen für Unterernährung, die nach und nach von einem Immundefizit begleitet wird, das den Menschen infektanfälliger macht.

e Auswirkungen auf das Herz-Kreislauf-System

Im Kapitel VI haben wir gesehen, daß von einem mäßigen Weingenuß ausgehend (2 bis 4 Gläser pro Tag) die Wirkungen auf das Cholesterin günstig waren: Senkung des gesamten Cholesterins und des LDL-Cholesterins (des „schlechten") sowie Erhöhung des HDL-Cholesterins (des „guten").

Doch bei einem höheren Verbrauch und in Anbetracht der individuellen Sensibilität kann der Spiegel der Triglyzeride kritische Höhen erreichen.

Bei regelmäßig starken Dosen (4 bis 5 Gläser pro Tag) kann der Alkoholmißbrauch eine übertriebene Produktion Freier Radikaler hervorrufen, die durch die positive Wirkung der Polyphenole nicht ausgeglichen wird.

Im übrigen besteht ein Risiko der Erhöhung des Blutdrucks im Falle eines Alkoholmißbrauchs, vor allem bei Rotwein (Bordeaux). Die J-förmige Kurve, die das Verhältnis zwischen den beiden angibt, zeigt, daß der niedrigste Blutdruck der Einnahme von zwei Gläsern entspricht, dann steigen von fünf Gläsern an das Maximum und das Minimum um einen Zentimeter Quecksilber pro zusätzlichem Glas an [1].

Die Wirkung des Alkohols auf den Blutdruck zeigt sich erst nach 24 oder 48 Stunden und verschwindet anschließend wieder bei Nüchternheit. So kommt es, daß die übermäßigen Wochenendtrinker oft montags Hochdruck und freitags normalen Blutdruck haben.

Der erhöhte Blutdruck ist zwei- oder dreimal häufiger bei Vieltrinkern als bei Menschen, die normal trinken. Der Alkoholexzeß ist nach der Fettleibigkeit der zweitwichtigste Grund für Hochdruck. Jeder vierte Säufer hat zu hohen Blutdruck.

---

1 Der normale Arteriendruck soll 155 als maximalen Wert nicht überschreiten und 90 als minimalen Wert, ansonsten spricht man von einem arteriellen Hochdruck.

Nun weiß man, daß der erhöhte Blutdruck das Risiko von Angina-Pectoris-Anfällen und Hirninfarkten erhöht.

Das Senken des maximalen Drucks um 5 cm Quecksilber mindert die Erkrankungen der Herzkranzgefäße um 9 % und die zerebralen Attacken um 14 %.

Doch der übertriebene Alkoholkonsum kann auch andere cardiovaskuläre Risiken nach sich ziehen:

- **Obstruktive Cardiomyopathien:** Herzklappenprobleme, die eine Störung der Blutzirkulation im Herzen bewirken.

- **Herzrhythmusstörungen:** Sie sind für 17 % der plötzlichen Todesfälle bei den unter 50-jährigen verantwortlich.

- **Die Herzinsuffizienz**, die sich durch Kurzatmigkeit bei Anstrengung oder sogar während des Schlafes äußert. In extremen Formen können Ödeme an den unteren Gliedmaßen auftreten.

- **Hirninfarkte:** Sie sind die dritthäufigste Todesursache in Frankreich und die wichtigste Ursache für chronische Invalidität.

Man unterscheidet zwei Typen nach ihrem jeweiligen Ablauf:

- Ischemische Infarkte: Dies sind zerebale Infarkte aufgrund der Verstopfung einer Hirnarterie. Wir haben gesehen, daß dieses Risiko durch den gemäßigten und täglichen Genuß von Wein (2 bis 4 Gläser pro Tag) beträchtlich vermindert wird.

    Hingegen wird es ab 6 Gläsern täglich erheblich größer.

- Hirnblutungen, die aus dem Platzen von Hirngefäßen aufgrund zu hohen Blutdrucks resultieren.

    Die durch den Wein herabgesetzte Blutgerinnung wird zum Handicap, denn sie begünstigt eine Hämorrhagie. Das in eben diesem Fall gegebene Blutungsrisiko steigt also mit dem übertriebenen Weinverbrauch. Daher müßte besonders dem älteren Menschen mit Hochdruck vom Rotweinkonsum abgeraten werden.

f Auswirkungen auf den Verdauungsapparat

- Im Bereich des Magens:

Der übermäßige Weinkonsum kann einen Rückfluß von Magensäuresekreten zur Speiseröhre bewirken und damit dort entzündliche Verletzungen (Speiseröhrenentzündungen) hervorrufen.

- Im Bereich der Leber:

Bei einem regelmäßigen Verbrauch von 7 bis 8 Gläsern Wein pro Tag bilden sich allmählich Fettablagerungen in der Leber (Leberverfettung, auch Steatosis).

Unter den übermäßigen Trinkern bekommt einer von zwei eine Alkohol-Hepatitis. Der Alkohol, der in bedeutender Menge in die Leber gelangt (Acetaldehyd), wird dadurch giftig, daß er Freie Radikale bildet, die die Leberzellen oxydieren, indem sie ihre Regeneration hemmen.

Im Stadium der Hepatitis sind die Läsionen nach einigen Wochen Abstinenz reversibel. Doch nach 10 bis 20 Jahren Unmäßigkeit entwickeln sich 10 % der übermäßigen Trinker auf eine Zirrhose zu, die irreversibel ist.

Außerdem wird diese Erkrankung von Veränderungen im Immunsystem begleitet: Im Organismus bilden sich Substanzen (Antikörper), die die eigene Leber des Patienten angreifen und versuchen, sie zu zerstören. So wird die Zirrhose zur Autoimmunkrankheit.

Bei einem Verbrauch von einem Liter täglich geht eine Frau aufgrund ihrer geringeren Ausscheidung von ADH-Enzymen ein 35mal größeres Risiko ein, eine Zirrhose zu bekommen, als ein Mann.

Für den Arzt ist die Diagnose dieser Läsionen nicht einfach, wenn der übermäßige Alkoholgenuß vom Patienten nicht zugegeben wird, denn die Symptome sind recht banal: Appetitmangel, Abmagern, morgendliches Erbrechen, Erhöhung der Transaminasen[1] im Blut.

- **Im Bereich der Gallenblase:**

Jenseits von 4 bis 5 Gläsern zum Essen getrunkenen Weins kann die Kontraktion der Gallenblase nicht mehr normal vonstatten gehen. Daraus erfolgt zuweilen eine schlechte Verdaulichkeit von Fetten im Dünndarm sowie eine anomale Stockung der Gallenflüssigkeit in der Gallenblase, was bei manchen Menschen die Bildung von Steinen begünstigen kann.

g Auswirkungen auf den Harnsäurespiegel

Die Ansammlung von Milchsäure nach Zufuhr großer Alkoholdosen führt zu einem geringeren Abbau der Harnsäure im Bereich der Nieren.

Die Hyperurikämie – die erhöhte Harnsäurekonzentration im Blut (mit einem Spiegel über 70 mg/l) – ist häufig ein Anzeichen für chronischen Alkoholismus. Sie kann zum plötzlichen Auftreten eines Gichtanfalls bei starkem Weinzufuhr führen. Bei Burgundern ist das Risiko am größten und bei Champagner am geringsten.

h Auswirkungen auf die endokrinen Drüsen

Beim alkoholabhängigen Mann stellt man ein schlechtes Funktionieren der Hoden mit einer Senkung des Testosteronspiegels und einer relativen Erhöhung der Östrogene fest. Dies führt zu folgenden Sekundäreffekten:

- eine Vergrößerung des Brustvolumens (Gynäkomastie) in 19 % der Fälle;

---

1 Transaminasen: Leberenzyme.

- eine verminderte Körperbehaarung;
- die Bildung weiblicher Fettpolster des Unterkörpers („Hüftspeck");
- rote Flecken auf der Haut, besonders im Gesicht und auf den Händen);
- Impotenz, zuweilen mit Libidostörungen in 40 % der Fälle;
- ein Fehlen der Ejakulation in 80 % der Fälle, wenn Geschlechtsverkehr möglich bleibt. Wie schon das Sprichwort sagt: „Bacchus ist der Feind der Venus".

Bei der Frau kann es Störungen des Eisprungs ab 5 Gläsern Wein pro Tag geben. So ist die Sterilität dreimal häufiger bei einem Konsum von 5 Gläsern täglich und sechsmal häufiger bei über 6 Gläsern.

i Auswirkungen auf die Aufnahme der Mikronährstoffe

- **Auf die Vitamine:**

Beim übermäßigen Trinker reicht die Vitaminmenge nicht aus:

- Durch die Verminderung der Zufuhr: Der Alkoholiker ißt wenig, ist folglich mangelernährt, während sein Bedarf besonders an Vitamin B1 erhöht ist, um das Enzym Aldehyddehydrogenase zu aktivieren, wie wir es beim Alkoholstoffwechsel gesehen haben.
- Durch die Verminderung der Aufnahme im Darm.
- Durch die Schwächung der Leberfunktion. Nun greift die Leber häufig in die Aufnahme der Vitamine ein.
- Durch erhöhten Vitaminverlust im Urin.

Die Häufigkeit von Vitaminmangelerscheinungen ist bei Alkoholikern folglich bedeutend.

Diese Mängel erhöhen übrigens die Giftigkeit des Alkohols, besonders auf neurologischem Gebiet.

- **Auf die Mineralsalze:**

Der Alkoholmißbrauch setzt die Kalk-Aufnahme im Bereich des Dünndarms herab und fördert so die Osteoporose, besonders bei der Frau.

Der Alkoholiker leidet oft auch an Phosphormangel. Zunächst einmal, weil die Nahrungsmittelzufuhr bei ihm unzureichend ist, dann, da er durch Schädigung der Niere einen Phosphorverlust im Urin hat, und außerdem wegen eines niedrigen Magnesiumgehaltes des Blutes.

Dieser Phosphormangel führt zu psychischen und neurologischen Störungen: Reizbarkeit, Desorientierung, Einschlafen der Gliedmaßen, Ausdrucksschwierigkeiten, ja sogar zu Krämpfen.

- **Auf die Spurenelemente:**

Der übermäßige Weinverbrauch kann auf diesem Gebiet zwei gegensätzliche Konsequenzen haben: entweder einen Mangel an Spurenelementen oder eine übertriebene Anhäufung.

Ein Zinkmangel kann festgestellt werden, der verantwortlich ist für:

- schlechtes Funtionieren der Keimdrüsen (Hoden und Eierstöcke);
- Störungen der nächtlichen Sehfähigkeit;
- Immundefizite, die Infekte begünstigen.

Der Mangel an Selen trägt zu einer Schwächung des Anteils der Antioxydanzien bei, die die Freien Radikale bekämpfen sollen.

Der Bleigehalt ist hingegen im Blut des übermäßigen Weintrinkers erhöht, ebenso wie der Eisengehalt, was zur Fixierung der Freien Radikale führen kann.

III

ALKOHOLMISSBRAUCH UND NEUROLOGISCHE STÖRUNGEN

a Anstieg von Kopfschmerzen

Überempfindliche Menschen können beim Weintrinken Kopfschmerzen bekommen. Dies entsteht durch verschiedene chemische Substanzen, die in mehr oder weniger großer Menge darin enthalten sind: Histamin, Tyramin und Sulfite.

b Risiken von HNO-Störungen

Ein überhöhter Weinverbrauch, der über einen langen Zeitraum beibehalten wird (20 bis 30 Jahre), kann zu Hörstörungen (34 % leichterer Schwerhörigkeit) und durch Verletzungen des Innenohres zu Gleichgewichtsstörungen (45 % der Fälle) führen.

Die Gleichgewichtsstörungen können auch durch Verletzungen des Kleinhirns erklärt werden. Die Zellen der Kleinhirnrinde werden tatsächlich zum Teil durch einen übermäßigen Alkoholgenuß zerstört.

c Auswirkungen auf die Nerven

Der Mangel an Vitamin B und die toxische Wirkung des Alkohols selbst begünstigen beim übermäßigen Trinker Verletzungen der Neuronen, die zur Folge haben:

- Polyneuritis mit Gehstörungen und heftigen Schmerzen;
- Augenschäden (Optikusneuropathie)

d Auswirkungen auf die Aufmerksamkeit

Ein niedriger Alkoholspiegel von 0,3 g/l und 0,5 g/l geht mit einem Wohlgefühl und Euphorie einher. Ab einem Alkoholspiegel von 1 g/l jedoch setzt Schläfrigkeit ein.

Eines oder zwei Gläser Wein zum Abendessen können zur Erhöhung der nächtlichen Schlafdauer beitragen. Hingegen hat man bei erheblich höheren Mengen gegenteilige Wirkungen und stellt Schlafstörungen fest: Einschlafverzögerungen, Verminderung des Tiefschlafs, Verlängerung des paradoxen Schlafes (REM-Phase).

Des weiteren verändert der im Übermaß genossene Alkohol die Lungenventilation während der Nacht, was das Risiko von Atemstillständen während des Schlafes bewirkt. Dieses Phänomen wird im Falle einer gleichzeitigen Fettleibigkeit noch erhöht.

Diese Atempausen, die eine schlechte Sauerstoffversorgung des Blutes bewirken, sind im besonderen verantwortlich für eine intensive Müdigkeit beim Erwachen.

IV

PSYCHISCHE STÖRUNGEN BEI ALKOHOLMISSBRAUCH

Übermäßiger Alkoholgenuß führt zu Verhaltensstörungen:

- Rausch (Gleichgewichtsverlust, geistige Verwirrung);
- einem Zustand aggressiver Erregung;
- Anfällen von Delirium (Besessenheit, Fixierungen, Verfolgungswahn);
- Krämpfen und sogar epileptischen Anfällen.

Im Falle eines plötzlichen Absetzens des Alkohols, etwa während eines Krankenhaus- oder Gefängnisaufenthalts, können noch beeindruckendere Störungen auftreten: Delirium Tremens mit großer Unruhe, aber auch ein halluzinatorischer Zustand.

Beim durchschnittlichen chronischen Alkoholiker sind die Störungen subtiler zu interpretieren, denn sie entsprechen eher einer Verstärkung, besonders:

- Veränderungen im Verhalten (Reizbarkeit, Labilität, Triebhaftigkeit, häufige Wutanfälle, verbale und körperliche Gewalttätigkeit der Umgebung gegenüber);
- Störungen des Gefühlsleben, was zu abwechselnden Perioden der Übererregung und Momenten heftiger Niedergeschlagenheit führt;
- Eifersuchtsgedanken dem Partner oder Kollegen gegenüber;
- andauernden fixen Ideen.

Unglücklicherweise ist – paradoxerweise – das beste Mittel für den Alkoholiker, sich zu beruhigen, das Trinken.

V

WECHSELWIRKUNG ZWISCHEN WEIN UND MEDIKAMENTEN

a Hemmende Wirkungen

Bestimmte Medikamente hemmen das Enzym Aldehyddehydrogenase und führen so zu einer Ansammlung von Acetaldehyd (nicht vollständig verarbeitetem Alkohol).

Dies äußert sich durch Übelkeit, Erbrechen, Gesichtsröte und Unwohlsein mit Schwindelgefühl.

Eine gewisse Anzahl von Medikamenten besitzt diese Eigenschaft, besonders:

- blutdrucksenkende Sulfonamide, die bei „Fettdiabetes" des Erwachsenen verwendet werden;
- bestimmte Pilzmittel zur Behandlung von Mykosen;
- bestimmte Antibiotika (die Cephalosporine).

Der Arzt muß also den Patienten vor dieser unangenehmen Nebenwirkung im Falle einer gleichzeitigen Einnahme von Wein warnen und wenn möglich die Verordnung dieser Medikamente bei alkoholabhängigen Patienten vermeiden.

b Die Interferenz von Medikamenten mit dem Alkohol

Der Körper eines Trinkers verarbeitet Medikamente sehr unterschiedlich:

- Entweder ist der Leberstoffwechsel durch die Notwendigkeit, den Alkohol (Acetaldehyd) zu verarbeiten, aktiviert worden – in diesem Falle wird das Medikament schneller verfügbar und weist höhere Konzentrationen auf. Das Risiko liegt hier in einer Medikamentenvergiftung oder auch einer Erhöhung der Nebenwirkungen durch die Behandlung (z.B. Schläfrigkeit).

- Die Leber kann auch bevorzugt den Alkohol (Acetaldehyd) verarbeiten und dabei das Medikament nicht vollständig metabolisieren. Die Konzentration des Wirkstoffes im Blut ist also zu schwach, und die Behandlung schlägt auf diese Weise kaum an.

Die Liste der Medikamente, die mit dem Alkohol interferieren, ist sehr lang, und der Arzt muß dies bei der Verschreibung eines Medikaments berücksichtigen.

Unter diesen Medikamenten müssen bestimmte ganz besonders in Augenschein genommen werden:

- Antiepileptika, die gerade häufig Alkoholikern verschrieben werden;
- Tranquilizer und Anxiolytika, deren Wirkungen im Falle einer Alkoholeinnahme erhöht werden. Das Hauptrisiko liegt hier in der gesteigerten Schläfrigkeit, die sich beim Autofahren dramatisch auswirken kann.

Im übrigen muß mit bestimmten Gedächtnisstörungen gerechnet werden, die während der Periode, in der der Patient unter Wirkung des Medikamentes steht, bis zum Gedächtnisverlust gehen kann.

Manche Menschen mit böser Absicht, die diese Effekte kennen, begehen das Verbrechen, ein Benzodiazepin in das Glas Alkohol einer Person ohne deren Wissen zu geben, in der Absicht, diese zu bestehlen oder zu vergewaltigen. Der Gedächtnisverlust, der dieser Episode folgt, macht den Agressor nahezu unantastbar, da seine Schuld schwieriger nachzuweisen ist.

- Die Verbindung Alkohol + Antihistaminikum (bei allergischen Störungen verschrieben) oder Alkohol + Analgetikum (als schmerzstillendes Medikament verordnet) begünstigt eine Schläfrigkeit, die beim Autofahren bedenklich ist. Die Störungen treten selbst bei einem Alkoholspiegel unter 0,5 g/l auf.

Deshalb ist es notwendig zur Vermeidung böser Überraschungen oder von Unfällen aufmerksam die Beipackzettel von Medikamenten zu lesen. Darin heißt es z.B.: „Bei gleichzeitigem Alkoholgenuß können die Wirkungen in nicht voraussehbarer Weise verändert und verstärkt werden."

Man sollte schließlich wissen, daß der Kaffee, der nach einer „feuchten" Mahlzeit getrunken wird, die Leerung des Magens eher verlangsamt. Der Alkoholspiegel wird in diesem Moment weniger hoch sein, doch braucht er länger, um abzusinken, so daß die Wirkungen des Alkohols länger bestehen bleiben. Wenn man nach dieser Art Essen recht schnell wieder autofahren will, sollte man besser keinen Kaffee trinken.

Die ehemaligen Alkoholiker, die abstinent geworden sind und Medikamente einnehmen, die ihnen helfen sollen, der Versuchung zu widerstehen, müssen bei der Verschreibung anderer Medikamente sehr vorsichtig sein, denn viele enthalten Alkohol. Dies ist besonders der Fall bei:

- bestimmten Stärkungsmitteln: z.B. Aktivanad, Buerlecitin, Ginsana-Ginseng, Herz-Punkt forte Stärkungstonikum, Scordal, Vital-Saft Ratiopharm, Vitasana-Lebenstropfen, usw.,
- bestimmten Hustensirups: z.B. Bronchicum Elixir, Makatussin, Tussiflorin, Wick Formel 44 Plus Hustenstiller usw.,

- Sedativa (Beruhigungsmitteln): z.B. Avedorm N, Baldrian-Phyton, Nervosana, Klosterfrau Melissengeist, Passiflora Curarina, Valocordin N usw.
- phytotherapeutischen oder homöopathischen Präparaten in Tropfenform.

VI

DIE KARZINOGENE WIRKUNG
DES ALKOHOLS

Im Kapitel VII haben wir gesehen, daß man, wenn man täglich in mäßiger Menge einen an Polyphenolen reichen Wein trinkt, vom antioxidierenden Effekt der Flavonoide Nutzen zieht, der sich durch eine starke Wirkung gegen Freie Radikale äußert. So erlangt man einen Schutz gegen Krebs.

Doch das Phänomen kehrt sich um, wenn die Alkoholmenge steigt: Die Tätigkeit der Polyphenole wird unzureichend, um die Bildung der durch den Alkoholmißbrauch bewirkten Freien Radikale einzudämmen.

Ein regelmäßiger übermäßiger Verbrauch steigert das Risiko, einen Krebs der Mundhöhle, der Zunge, des Rachens, des Kehlkopfes, der Speiseröhre, des Mastdarms, der Blase und der Brust zu bekommen.

Der Alkohol ist nicht unbedingt selbst krebsauslösend. Er ist wahrscheinlich nur ein Kokarzinogen, das im Zusammenspiel mit anderen krebsauslösenden Substanzen wirkt; diese unterstützt er besonders bei ihrem Eindringen in den Darm, indem er die Zellen des Dünndarms verletzt.

In der Leber erhöht der Alkoholmißbrauch den Gehalt des Zytochroms P 450, das dafür bekannt ist, im Organismus vorhandene Substanzen karzinogen zu machen.

Bestimmte alkoholische Getränke enthalten zuweilen noch an anderer Stelle karzinogene Substanzen (Nitrosamine im Bier, Benzpyren im Cidre), deren Eindringen in den Darm durch den Alkohol begünstigt wird.

Bei Blasenkrebs ist der Wein nicht betroffen, sondern lediglich anishaltige Getränke.

Andererseits führt der Alkoholmißbrauch zu einem Immundefizit, das das Auftreten von Krebsen begünstigt.

Doch in bezug auf den Krebs ist die fürchterlichste Synergie die Verbindung von Alkohol mit Tabak.

Sie erhöht das Risiko der Krebsbildung an den oberen Luft- und Verdauungswegen.
Für jemanden, der 30 Zigaretten pro Tag raucht und das Äquivalent von einem Liter Wein trinkt, ist z.B. das Risiko, an Krebs zu erkranken, 87mal höher, und wenn dieselbe Person dazu noch zwei alkoholhaltige Aperitifs trinkt (Whisky, Anisschnaps o.ä.), ist das Risiko 150mal höher.

VII

WEIN UND SCHWANGERSCHAFT

Wir haben gesehen, daß die Alkoholisierung des Mannes oder der Frau das Risiko einer Sterilität erhöht.

Ansonsten stellt sich das Problem der Alkoholeinwirkung von der Befruchtung an und betrifft nicht nur die Frau, sondern auch den Erzeuger.
Wenn die Mutter nicht trinkt, der Vater hingegen ein übermäßiger Trinker ist, gibt es keine morphologischen Anomalien, dagegen kann jedoch die Gefahr zerebraler Anomalien bestehen, die zu intellektuellen und Verhaltensstörungen führen können.

Dies wird durch mögliche Verletzungen der Spermien erklärt. Es können Anomalien beim Aufbau der RNS und Störungen der Eiweißsynthese auftreten.

Das Risiko, deutlichere Anomalien zu haben, ist erhöht, wenn die Mutter selbst einen sehr hohen Verbrauch alkoholhaltiger Getränke zum Zeitpunkt der Empfängnis hat.

Deshalb sollte die Frau den Genuß von Wein (und anderen alkoholischen Getränken) einstellen oder sehr gering halten, sobald die Möglichkeit einer Schwangerschaft besteht.

Bei Frauen, die vier Gläser Wein am Tag überschreiten, ist das Risiko einer Fehlgeburt um 17 % erhöht.

Wenn die Schwangerschaft normal verläuft – welches ist nun die tägliche Dosis an Wein, die man einer schwangeren Frau ohne Gefahr für den Fötus zugestehen kann?

Bei einem Glas Wein pro Tag ist nichts Anomales feststellbar.

Bei einem Verbrauch von zwei bis vier Gläsern Wein am Tag kann das Kind in 10 % der Fälle Mißbildungen aufweisen und das Geburtsgewicht ist in den meisten Fällen niedriger als normal. Tatsächlich passiert der Alkohol die Plazenta und findet sich im Blutkreislauf des Fötus wieder. Im übrigen besteht ein Risiko zerebraler Verletzungen, die sich nach im Alter von vier Jahren durchgeführten Tests in einem unterdurchschnittlichen IQ äußern können.

Wenn die Mutter einen übermäßigen Alkoholverbrauch hat (über 4 bis 6 Gläser Wein am Tag), besteht in 50 % der Fälle die Gefahr einer Alkoholembryopathie. Folgende Mißbildungen sind festzustellen:

- anomal gewölbte Stirn;
- übertriebener Abstand zwischen Oberlippe und Nase;
- Lippenspalte;
- kleines, fliehendes Kinn;

- Wachstumsverzögerung (Gewicht und Größe);
- geringe Anomalien am Herzen, den Nieren, dem Skelett und den männlichen Geschlechtsorganen.

Dieses Syndrom tritt schätzungsweise bei 1 bis 3 Geburten von 1000 auf.

Diese Kinder lernen oft erst im Alter von 18 Monaten laufen. Desweiteren können sie an Hyperaktivität, Mangel an Aufmerksamkeit und einer Verlangsammung der Reaktionen leiden.

Mit 10 bis 13 Jahren liegt ihr IQ unter dem Durchschnitt, und die geringe Körpergröße bleibt bei 61 % der Jungen und 17 % der Mädchen bestehen.

Das größte Risiko, von einer Alkoholembryopathie betroffen zu sein, besteht vor allem während der Empfängnis, im Laufe des ersten und des fünften Schwangerschaftsmonats.

In 85 % der Fälle geht jedoch der übertriebene Alkoholverbrauch mit einer Tabak- und Koffeinabhängigkeit einher.

Wein und Stillen

Wenn im Laufe der Stillzeit die Frau alkoholisierte Getränke zu sich nimmt, geht der Alkohol zu 1,7 % der absorbierten Dosis in die Muttermilch über.

So enthält Muttermilch etwa 84 mg Alkohol pro Liter, wenn die Mutter 1 bis 2 Gläser Wein am Tag trinkt.

Diese Menge mag lächerlich erscheinen, und dennoch ist sie bedeutend in dem Maße, wo der Säugling noch kein Enzymsystem (besonders ADH) besitzt, das diesen Alkohol oxydieren könnte, der auf diese Weise direkt in sein Gehirn geht. So können Verhaltensstörungen und besonders eine Störung seiner Schlafdauer festgestellt werden.

Außerdem hat Muttermilch, die etwas Alkohol enthält, einen charakteristischen Geruch, der dem Säugling mißfällt. Dieser neigt also dazu, die Trinkdauer abzukürzen, was zu einer ungenügenden Nahrungsversorgung und einer unzureichenden Anregung der Brustwarze führt – und das bewirkt wiederum eine Verminderung der Milchsekretion.

Das sind wohl genügend gute Gründe, der stillenden Mutter eine fast vollständige Abstinenz anzuraten.

KAPITEL IX

DER ALKOHOLISMUS

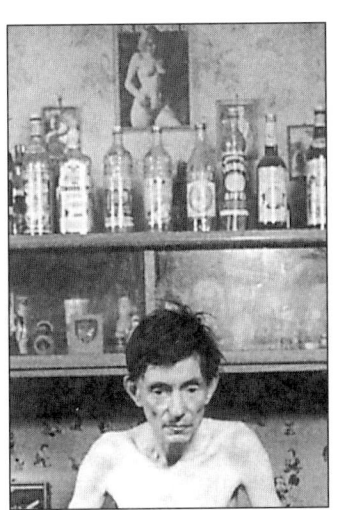

Im vorangehenden Kapitel haben wir gesehen, welches die Auswirkungen eines übermäßigen Konsums von Wein und anderen alkoholischen Getränken auf die Gesundheit sind. Tatsächlich nimmt der übermäßige Trinker Wein und vor allem Bier und Spirituosen (starke Alkohole) gemeinsam zu sich, und es ist schwierig, die jeweiligen Anteile zu bestimmen.

Von welcher Trinkmenge an kann man aber von Alkoholismus sprechen?

Es besteht Alkoholismus, wenn der Trinker alkoholabhängig wird. Dann ist der Alkohol eine Droge. Der Mensch kann nicht mehr leben ohne zu trinken, denn es steht nicht mehr in seiner Macht, sich zu enthalten. Er denkt immerfort daran und erfindet alle möglichen Tricks, um sich mit Stoff zu versorgen.

Alkoholismus ausschließlich mit Wein gibt es recht selten. Man findet ihn vor allem bei den Tippelbrüdern, die sich mit gewöhnlichem Wein betrinken, weil er das sparsamste Mittel ist, sich in den Zustand der Trunkenheit zu versetzen. Er ist jedoch auch in ländlichen Gegenden Frankreichs vorhanden (selbst, wenn er nach und nach verschwindet), denn den ganzen Tag über Wein zu trinken ist hier immer Bestandteil der sozialen Gewohnheiten (wenn nicht Verpflichtungen) auf dem Lande gewesen.

„Eine Briefträgernase haben" bedeutete noch vor 20 Jahren, daß man aussah wie ein Alkoholiker. Tatsächlich waren die Landbriefträger früher fast dazu verpflichtet, auf jedem Hof, wo sie die Post auslieferten, ein Glas Wein anzunehmen.

Heute ist der Alkoholismus zu zwei Dritteln eher an den Konsum von Bier, harten Getränken (d. h. destillierten Alkoholen wie Whisky, Gin, Wodka, Schnaps usw.) gebunden und in geringerem Maße an den Wein, der indessen in vielen Fällen damit einhergeht.

I

DIE SYMPTOME

Die Identifizierung einer Alkoholabhängigkeit kann sich durch physische und psychische Störungen anläßlich eines gelegentlichen Absetzens äußern.

Die körperliche Abhängigkeit zeigt sich durch das Auftreten von morgendlichem Zittern, von Schweißausbrüchen, Übelkeit, Tachykardie-Anfällen (Herzrasen) oder auch Schlafstörungen.

Diese Zeichen, die ein Leiden des Körpers ausdrücken, der nach Alkohol verlangt, werden in wenigen Minuten duch die Einnahme von 10 bis 20 g Alkohol beruhigt.

Die psychische Abhängigkeit drückt sich durch ein Verhalten aus, das Unruhe, Labilität und eine Aggressivität spiegelt, die durch die fixe Idee oder gar Besessenheit bedingt ist, das Verlangen nach dem Trinken stillen zu müssen.

Die ärztliche Diagnostik ist nicht immer einfach, denn der Patient erwähnt selten sein Problem, wenn er den Arzt aufgrund von Symptomen konsultiert, die auch bei anderen Krankheiten auftreten: Verdauungsprobleme, Hochdruck, Angstzustände, Reizbarkeit, depressiver Zustand, Impotenz, Krämpfe usw.

Bestimmte Anzeichen können ihn indessen auf die richtige Spur bringen, wie z.B. ein ödematöses (aufgedunsenes), anomal gefärbtes, rötliches Gesicht, ein eigenartiger Mundgeruch oder Zittern der Extremitäten.

Doch Laboruntersuchungen können seine Diagnose bestätigen, besonders:

- die Bestimmung der GGT (Gammaglutamyltranspeptidase):

  Die Erhöhung dieses Enzyms bei den Trinkern wurde 1972 entdeckt; sein Normalwert im Serum liegt unter 36 IU bei Männern und 25 IU bei Frauen.

  Doch die Bestimmung ist bei einem Alkoholiker nicht hundertprozentig verläßlich (40 % der Alkoholiker können einen normalen Wert haben, und 13 % der Nicht-Alkoholiker können einen erhöhten Wert aufweisen).

  Der erhöhte GGT-Wert kann auch auf andere Krankheiten zurückzuführen sein (nicht alkoholbedingte Leber-, Gallen-, Nieren-, Bauchspeicheldrüsen-, Krebs-, diabetische Erkrankungen) oder auch mit der Einnahme von Medikamenten zusammenhängen.

- das durchschnittliche Volumen der roten Blutkörperchen:

  Beim übermäßigen Trinker sind die roten Blutkörperchen vergrößert, doch kann dies auch bei einem Mangel an Vitamin B 9 und B 12, bei einer Schwangerschaft und bei Schilddrüsenstörungen der Fall sein.

- die Bestimmung der Triglyzeride:

  Sie ist nur in 30 % der Fälle von Alkoholismus erhöht.

Die Gegenüberstellung des klinischen Befundes und der Ergebnisse der Blutprobe erlaubt jedoch erst, die Diagnose zu verfeinern.

II

VERBREITUNG DES ALKOHOLISMUS

Seit 30 Jahren ist der gesamte Alkoholkonsum (aller Produkte zusammen) in Frankreich beträchtlich gesunken (- 34 %). Doch ist paradoxerweise die Anzahl der übermäßigen Trinker unverändert geblieben. Der Alkoholismus ist, wie wir später sehen werden, eine echte Krankheit und folglich weit von einer Lösung entfernt.

Frankreich ist übrigens auf diesem Gebiet kein trauriger Einzelfall, denn diese Situation finden wir in den meisten Ländern wieder.

Bei 58 Millionen Franzosen enthüllen uns die Statistiken, daß:
- 7 Millionen (d.h. 12 %) übermäßige Trinker sind;
- 2,5 Millionen alkoholabhängig sind (davon 900 000 Frauen);
- 78 000 offiziell als Alkoholiker anerkannt sind und von der Sozialversicherung im Rahmen einer „Langzeiterkrankung" übernommen werden;
- der Alkoholismus 80 Milliarden Francs für medizinische Versorgung verschlingt;
- die Lebenserwartung eines Alkoholikers um 12 Jahre verringert ist.

Daneben muß man wissen, daß der Alkoholismus bei fast 10 % der jährlichen Todesfälle mit im Spiel ist.

Todesursachen bei Alkoholikern

28 %	Zirrhosen
25 %	Krebse der oberen Luft- und Verdauungswege
16 %	Verkehrsunfälle
9 %	häusliche und Sportunfälle
7 %	Selbstmorde
7 %	akute Komplikationen (Blutungen, Koma usw.)
2,5 %	Tötungen
2 %	Tuberkulose
1,5 %	Arbeitsunfälle

Die Studien über die Zahlen der Alkoholiker zeigen uns außerdem, daß das Risiko umgekehrt proportional zum Bildungsgrad und zum gesellschaftlich-beruflichen Niveau ist: Über 70 % der Alkoholiker haben kein Abitur und 30 % haben sogar nur Hauptschulabschluß.

Daneben arbeiten 55 % der Alkoholiker nicht, sie sind entweder Arbeitslose, Sozialhilfeempfänger oder Untätige, also Ausgeschlossene.

Tagesverbrauch der Alkoholiker an Gläsern Alkohol
(Wein, Bier und Spirituosen)

27 %	mindestens 5 Gläser
23 %	5 bis 9 Gläser
34 %	10 bis 19 Gläser
12 %	20 bis 29 Gläser
4 %	30 Gläser und mehr.

III

GIBT ES EINE ERBLICHKEIT IM ALKOHOLISMUS?

Schon in der griechischen Antike dachte man, daß die Vererbung ein Risiko im Alkoholismus darstellen könnte, besonders die Vererbung durch die Mutter. Aristoteles bestätigte, daß „die alkoholsüchtigen Frauen Kinder gebären, die ihnen selbst gleichen". Und Plutarch sagte: „Eine Alkoholikerin bringt einen ebensolchen hervor."

Seitdem sind zahlreiche Studien durchgeführt worden, und in jedem Fall ist es nicht immer einfach gewesen, den Anteil des Einflusses des familiären Milieus und des sozialen Kontextes beim Enstehen eines übermäßigen Alkoholverbrauchs auszumachen.

Die Schlußfolgerungen sehr vieler zu diesem Thema durchgeführten Arbeiten sind in etwa die folgenden:

Es konnte ein Einfluß des familiären Milieus nachgewiesen werden; die Tatsache, daß man einen alkoholabhängigen Elternteil hat, verfünffacht bei Männern und vervierfacht bei Frauen das Risiko, selbst Alkoholiker zu werden.

In Studien über Zwillinge konnte belegt werden, daß, wenn einer von beiden Alkoholiker ist, der andere es bei eineiigen Zwillingen mit 54%iger Wahrscheinlichkeit auch ist, gegenüber 31 % bei zweieiigen Zwillingen.

In Studien über Adoptivkinder findet man 18 % alkoholabhängige Männer, wenn mindestens einer der biologischen Eltern Alkoholiker war, während es anderenfalls nur 4 % sind.

Allgemein zeigt die Mehrzahl der Studien deutlich, daß es, allerdings vorwiegend bei Männern, eine gewisse Erbbelastung beim Alkoholismus gibt.

1994 ist ein Störfaktor herausgestellt worden, dem man eine Rolle im Alkoholmißbrauch zuschrieb. Es soll sogar der gleiche sein wie bei der Fettsucht und der Drogensucht. Demnach hat das Kind von Alkoholikern ein viel größeres Risiko, eine der drei Abhängigkeitsformen zu entwickeln: Alkoholmißbrauch, Drogenmißbrauch oder Nahrungsmittelmißbrauch (z.B. von Zucker).

Der Alkoholismus soll eine gewisse Erbkomponente besitzen (jedoch nicht systematisch), doch ist es stets schwierig, dabei den angeborenen und den im Verlauf erworbenen Anteil zu bestimmen, denn der Einfluß der Umgebung scheint weitaus determinierender zu sein.

Man könnte sagen, daß die Vererbung dadurch prädisponiert, daß sie eine größere Empfänglichkeit schafft. Dann bietet die Umgebung Gelegenheit – letztendlich ist es aber die Persönlichkeit des Individuums, die darauf eingeht und so entscheidend ist.

Ein Mensch also, der „maßlose" Eltern hat, muß sich nicht zwangsläufig zum Alkoholiker entwickeln. Alkoholabhängigkeit tritt dann auf, wenn die Person auslösenden psychologischen und sozialen Faktoren begegnet und sie daneben eine schwache Persönlichkeit besitzt.

IV

DER MECHANISMUS
DER ALKOHOLABHÄNGIGKEIT

Man kann sich die Frage stellen, ob der übermäßige Alkoholkonsum lediglich eine „schlechte Angewohnheit" ist oder ob er mit einer echten Abhängigkeit (in demselben Maße, wie wenn es sich um eine Droge handelt) einhergeht.

Eine Droge induziert zugleich eine höhere Akzeptanz des Körpers, eine Abhängigkeit und ein Mangelsyndrom im Fall des Absetzens.

Manche Menschen können einen täglichen Verbrauch von 200 bis 300 g Alkohol (20 bis 30 Gläser) erreichen, während bei einem Normalverbraucher geringere Mengen ausreichen, um ein tiefes Koma hervorzurufen.

Ein echter Alkoholiker kann trotz dieser Menge noch ein „ungefähr normales" Leben führen. Vergessen wir nicht, daß 85 % der tödlichen Verkehrsunfälle durch Gelegenheitstrinker verursacht werden, was belegt, daß die Alkoholiker aufgrund ihrer besseren Selbstkontrolle ein geringeres Unfallrisiko haben (sie tragen nur zu 15 % die Verantwortung). Es findet also ein echter „Lernvorgang" des Gehirns statt, das sich nach und nach an seine neue alkoholische Umgebung anpaßt. Und diese Anpassungsfähigkeit widerspricht dem Interesse des Kranken, der sich damit brüstet, nie betrunken zu sein.

Das wahre Problem liegt übrigens hier, denn durch die Entwicklung dieser Toleranz unterdrückt der Alkoholiker die unerwünschten Wirkungen des Alkohols, die ihm als Signal hätten dienen können.

Die WHO (Weltgesundheitsorganisation) hat 1975 die Abhängigkeit folgendermaßen definiert: „Es ist ein psychologischer und zuweilen physischer Zustand, der aus der Interaktion zwischen einem lebendigen Organismus und einer Substanz resultiert und sich durch Reaktionen im Verhalten charakterisiert, die stets einen Zwang[1] dazu einschließen, die Substanz fortgesetzt oder periodisch einzunehmen und zu verzehren, um die psychologischen Wirkungen zu spüren und ein mangelndes Wohlbefinden bei Vorenthaltung der Substanz zu vermeiden. Eine Toleranz kann vorhanden sein, ist jedoch nicht zwingend notwendig."

Diese offizielle Definition der Abhängigkeit ist sehr interessant, denn sie zielt nicht nur auf die Substanz (wie in der Definition der Drogensucht), sondern objektiviert vielmehr die Verbindung, die sich zwischen der Substanz (in diesem Fall dem Alkohol) und dem Menschen (dem Alkoholiker) geknüpft hat. Mit anderen Worten man kümmert sich nicht um die schwere Eisenkugel, die der Alkoholiker hinter sich herschleift, sondern man interessiert sich nur für die Kette, die die beiden miteinander verbindet.

So definiert ist die Abhängigkeit nicht an die Natur des Produktes geknüpft. Es ist der Grad der Unfähigkeit, ohne dieses auszukommen (indem der Verlust mit dem Produkt verbunden wird), der darüber bestimmt, ob man die Person als Alkoholiker qualifiziert.

Mit diesem Begriff einer Abhängigkeit wird das Produkt zur Nebensächlichkeit. Sein Vorhandensein ist noch nicht einmal zwingend notwendig. Derjenige, der sich nicht vom Spielen abhalten kann, hat, genauso wie der notorische Verschwender, das Verhalten eines Drogensüchtigen, auch ohne Droge. Er wird „um jeden Preis" ein Vergnügen suchen, dessen Sklave er geworden ist.

In Anbetracht dieser Abhängigkeit ist der Alkohol sehr wohl eine harte Droge. Die Erfolgsquoten bei dreimonatigem Alkohol-, Tabak- und Heroin-Entzug ähneln sich übrigens verblüffend.

---

[1] Der Zwang ist ein nicht zu unterdrückender Trieb, eine dem Willen und der Vernunft entgegenstehende Handlung zu begehen.

Vergleich des Prozentsatzes zwischen Heroin-, Alkohol-, und Tabak-Entzug (nach Hunt):

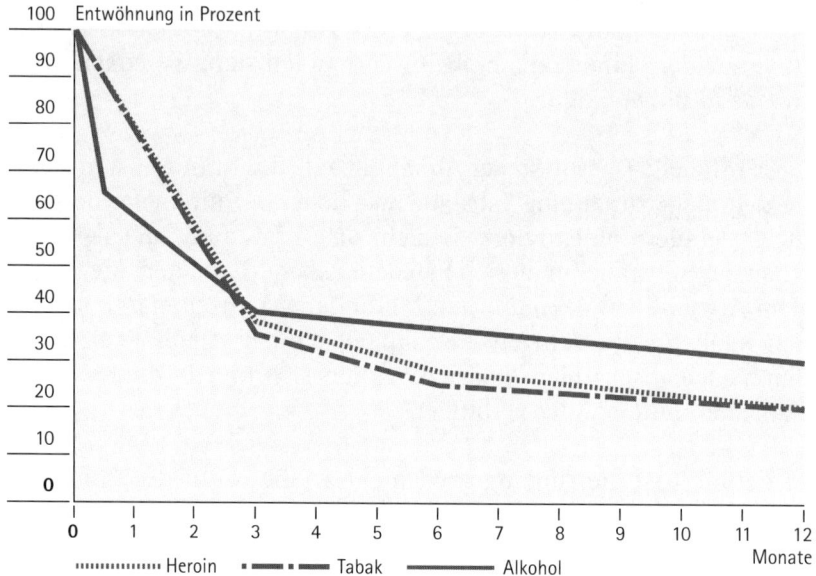

Die Abhängigkeit vom Alkohol hat

- physische,
- genetische,
- charakterliche,
- sozio-kulturelle Grundlagen.

A

DIE PHYSISCHE ABHÄNGIGKEIT

Die Rolle des vegetativen Nervensystems

Ein Teil des menschlichen Gehirns (wir nennen es hier das „willentliche" Gehirn) entscheidet über eine bestimmte Anzahl von Handlungen, die ausgeführt werden und durch eine bewußte und erwünschte Geste zum Ausdruck kommen.

Doch das vegetative Nervensystem, nennen wir es das „unwillkürliche" Gehirn, regelt Funktionen, die unserer willentlichen Kontrolle entgehen (Herz- und Atemrhythmus, Sauerstoffausstoß, Wärmehaushalt, Sekretionen von Verdauungssäften und Hormonen usw.).

Wenn eine Hypoglykämie auftritt, löst unser „unwillkürliches" Gehirn angesichts einer Hungersituation ein kaum strafbares Verhalten aus, das der Suche nach und dem Zuführen von Nahrung dient.

Dazu kommt außerdem die Tätigkeit der Gehirnbereiche, die für Gefühle zuständig sind und, je nach den vorangegangenen lustvollen Erfahrungen, über die Auswahl der Nahrungsmittel oder Getränke entscheiden.

Wenn die Sättigung erreicht ist, tritt man in eine Periode des Sattseins, die solange dauert, bis wieder ein neues Hungergefühl auftritt.

Dieses ständige Schwanken zwischen einem „Mangel" und einem „Exzeß" (oder einer Insuffizienz) ist die Grundlage jedes Regulierungssystems.

Die Tatsache, daß man trinkt, entspricht demselben Schema: Der Alkoholiker fühlt sich nur gut, wenn er einen bestimmten Alkoholspiegel im Blut hat. Wenn dieser zu sinken beginnt, da die Wirkung des letzten Glases nachläßt, braucht er eine neue Alkoholzufuhr, um das Mangelgefühl zu unterdrücken und die mit dem Entzug verbundenen Störungen zu vermeiden.

Allmählich übernimmt das „unwillkürliche" Gehirn ebenfalls diese Regulierung des Alkoholspiegels, so wie es auch den Sauerstoff- und den Glukosegehalt sowie die Körpertemperatur regelt.

Diese Regulierungssysteme besitzen übrigens eine Analogie zu einer Pendelbewegung.

In bezug auf die Nahrungsmittel erinnert eine „innere Waage" in regelmäßigen Anständen an die folgende Botschaft: „Wenn du nicht ißt, stirbst du."

Essen dient dazu, den Waagebalken zu verschieben: Er entfernt sich – also ist man den Mangel los; doch kommt er unerbittlich ein paar Stunden später zurück, um erneut das Mangelgefühl zu wecken.

Der Alkoholiker findet in diesem Bild genau das wieder, was er durch den Alkohol empfindet: diese periodische Wiederkehr des Mangels.

Wie wir gesehen haben, reguliert der Organismus schließlich auch den Alkoholspiegel.
So kommt für den alkoholabhängigen Menschen zu den lebenswichtigen Regeln wie

„Wenn du nicht atmest, stirbst du."
„Wenn du nicht ißt, stirbst du."
noch der Refrain hinzu: „Wenn du keinen Alkohol trinkst, stirbst du."

Man muß also jedes Mal, wenn der Alkoholspiegel abfällt, diesen um jeden Preis wieder anheben – gegen den Willen und wider die Vernunft.

Es ist so, als habe das „unwillkürliche" Gehirn den Alkohol als lebensnotwendiges „Nahrungsmittel" integriert.

Das „unwillkürliche" Gehirn funktioniert wie ein Roboter.
Nun kämpft das „willentliche" Gehirn nicht mit gleichen Waffen gegen das „unwillkürliche" Gehirn. Dieses letztere ist unermüdbar, es funktioniert rund um die Uhr von unserer Geburt an.

Der Willen nützt folglich nichts gegen diese körperliche Abhängigkeit. Die Abhängigkeit entsteht längst nicht nur durch den Blutalkoholspiegel. Viele andere chemische Substanzen wirken mit bei dieser Abhängigkeit.

a Die biologischen Faktoren

• Das Serotonin:

Das Serotonin ist ein Neurotransmitter, der vielfältige psychologische Auswirkungen hat: auf das Ernährungs- und das sexuelle Verhalten, auf den Schlaf und besonders auf Depressionen.

Beim Alkoholiker nehmen die Blutplättchen mehr Serotonin auf. So findet eine Verringerung der Serotonin-Konzentration auf der Ebene der Verbindung zwischen den Neuronen (Synapsen) statt, was eine Steigerung des Alkoholkonsums zur Folge hat.

- Die Freien Radikale:

Der übermäßige Alkohol bildet Freie Radikale, die durch Peroxydation die Fettmembrane der Gehirnneuronen beschädigen. Diese Membranveränderungen vermindern die Anpassungsfähigkeit der Nervenzellen. Im Falle eines Wegfalls des Alkohols sind sie folglich nicht in der Lage, sich rasch den neuen physiologischen Bedingungen anzupassen, und das Mangelsyndrom erscheint.

- Das Dopamin

Ein Versuchstier wie die Ratte ist dazu fähig, sich selbst mit den meisten den Menschen süchtig machenden Substanzen zu versorgen.

Doch man hat nachgewiesen, daß die Neuronen des limbischen Systems im Gehirn, die Dopamin ausscheiden, an der Entwicklung und Beibehaltung der Drogeneinnahme beteiligt sind.
   Alkohol, wie auch Nikotin, Cannabis, Morphium oder Kokain sind fähig, das Funktionieren dieser Neuronen zu aktivieren.
   So setzt ein „Belohnungssystem" im Gehirn ein.

Dieser Weg über das Dopamin, der „Spaß gibt", wird ebenfalls durch die „natürlichen" Verstärker des Verhaltens wie die Nahrung, neue Eindrücke oder die Sexualität aktiviert.
   Bei einem Anhalten der Alkoholeinnahme hingegen führt die Hypoaktivität des Dopamins zum Auftreten eines Entzugsverhaltens mit der Suche nach dem Gift.

Wenn im übrigen die Einnahme von Alkohol zuweilen wiederholt wird, um die unangenehme Wirkung eines „Entzugssyndroms" zu vermeiden, so wird er doch am häufigsten genommen, weil er „Glücksspritzen" auslöst, die den mit Opiaten (harten Drogen wie Opium) erzeugten nahekommen.

Dieses Vergnügen ist ein positiver Verstärker in bezug auf das Verhalten, er stellt einen wahren Lernvorgang dar, der nach und nach memorisiert wird. Anschließend führt er zum Verlust des freien Willens und der willentlichen Beeinflussung des Verhaltens.

Ein einziger der o. g. biochemischen Mechanismen reicht nicht aus, um allein über die Entwicklung so komplexer Phänomene wie die Abhängigkeit oder die Toleranz zu bestimmen. Sicherlich wirken mehrere zusammen.

b Die genetischen Faktoren
(sie sind bereits zu Beginn des Kapitels erörtert worden)

B
CHARAKTERLICHE
FAKTOREN

Bestimmte Persönlichkeitsmerkmale des Heranwachsenden begünstigen das Auftreten einer Abhängigkeit:

- rebellisches, schlecht zu beherrschendes Kind, das der Mutter feindlich gegenübersteht;
- Extravertiertheit;
- Impulsivität, ja Aggressivität;
- Schwierigkeiten mit der Aufmerksamkeit (das Kind kann labil oder hyperaktiv gewesen sein);
- soziale Unreife mit phobischen Tendenzen (der Alkohol hilft dann dabei, die Funktionsverluste aufzuheben);
- sozialer Nonkonformismus (Bedürfnis nach Übertretungen);
- Halsstarrigkeit;
- Tendenz zur Tätlichkeit;

- Suche nach starken Empfindungen und neuen Erfahrungen;
- Nachsicht seinen eigenen Verhaltensweisen gegenüber;
- Intoleranz gegenüber Ängstlichkeit und Depression;
- Frustrations-Intoleranz;
- Unfähigkeit, den geringsten Konflikt zu ertragen;
- Abhängigkeit von Belohnungen;
- affektive Unreife mit oraler Regression („Nahrungsorgasmus")
- narzistisches Versagen (der Alkohol soll den Zugang zu einer Allmacht schaffen);
- Bemühen, Verhaltensweisen zu vermeiden, die anderen Unrecht tun können.

Man muß unterstreichen, daß diese Tendenzen nicht spezifisch sind und nicht ausreichen, um einen Alkoholmißbrauch herbeizuführen.

Ängstlichkeit oder Depression sind eher Folgen der Alkoholabhängigkeit und nicht ein Einstiegsfaktor in den Alkoholismus.

a Sozio-kulturelle Faktoren

Das Individuum gehört einer Gruppe an, einem Ökosystem, dessen Zwänge den Ausdruck seines Verhältnisses zum Alkohol bestimmen.

Doch das „Angebot" der Umwelt interagiert lediglich mit der „Nachfrage" eines Menschen. Die Umwelt prädisponiert, es ist jedoch der Mensch, der dann verfügt ...

Folgende soziologischen Faktoren können eine Rolle spielen:

- das familiäre Milieu,
- das schulische Milieu,
- die Freundschaftsbeziehungen,
- der Militärdienst,
- das berufliche Milieu (in bestimmten Berufen ist man verstärkt dem regelmäßigen Konsum alkoholhaltiger Getränke ausgesetzt).

Andererseits kann sich eine Verhaltensabhängigkeit ergeben; der Alkohol ist zwangsläufig mit einer aufwertenden und kameradschaftlichen Erfahrung verbunden:

- Begegnung mit Freunden,
- Familienfeier,
- Empfang eines Kunden,

Wie wir des längeren erörtert haben, hat der weltliche Verzehr alkoholischer Getränke seine Wurzeln in der heiligen Anwendung des Weines.

In Frankreich ist die kulturelle Tradition des Weines ganz besonders lebendig, wo er doch traditionell als „Totem-Getränk" betrachtet wird. Zum Wein, der zum „Anheizen" dienen soll, sind nach und nach die Alkohole angelsächsischer Art gekommen, die als männlicher gelten.

Sein Glas zu heben ist stets eine Handlung mit stark symbolischer Bedeutung. Allerdings ist es heute wertsteigernder, dies mit einem starken, folglich „edlen" Alkohol zu tun als mit einem Glas plumpen Rotweins.

Es kommt heute nur noch selten vor, daß der Bauer auf dem Lande oder der städtische Straßenfeger mit einem Weinglas in der Hand anstoßen. Einzig der Champagner hat eine mondäne Note bewahrt...

C

DIAGNOSTIK

DER ALKOHOLABHÄNGIGKEIT

Es ist nicht leicht für die Umgebung eines Menschen, der übermäßig alkoholische Getränke zu sich nimmt, eine mögliche Alkoholabhängigkeit zu diagnostizieren, und das ist noch schwieriger für einen Arzt – trotz der Identifikation einiger Symptome und der wenngleich geringen Verläßlichkeit der Bluttests, die wir erwähnt haben.

Indessen gibt es eine Zahl von Kriterien, die dahin führen können: Wenn die Person viel, häufig, eher starken Alkohol trinkt und wenn sie nicht darauf verzichten kann, könnte dies doch hellhörig machen.

In einer Folge der berühmten Fernsehserie „Navarro" liegt sich der berühmte Kommissar mit einer jungen Untersuchungsrichterin in den Haaren, die die Unerfahrenheit dazu führt, einen jungen Süchtigen des Mordes zu beschuldigen, von dessen Unschuld Navarro mit der feinen Spürnase überzeugt ist.

Unser alter Fuchs der Strafgerichtsbarkeit befindet sich zu einem solchen Grade in einem Zustand der fortgeschrittenen Depression, daß er sich spät abends in das sehr pariserische Bistro seiner Freundin Ginou flüchtet, das diese gerade zumachen will.

Als sie ihn in diesem Zustand sieht (und da sie seine natürliche Abneigung gegen Limonade kennt) serviert Ginou Navarro rasch einen harten Alkohol wie Cognac oder Calvados.

Nachdem er sein Glas „ex" geleert hat, sagt Navarro zu seiner Freundin:
„Haste nich' was Stärkeres?"
„Doch", antwortet Ginou, „das nehme ich aber zum Fensterputzen!"

In dieser Serie wird viel getrunken, sozusagen nebenbei; einer der „Packesel", der Inspektor Auquelin, hat immer einen Flachmann mit Cognac dabei, die der der oberste Chef des Hauses, der Abteilungskommissar Walts, regelmäßig in Anspruch nimmt.

Jedes Mal, wenn Navarro nach Hause kommt, nachdem er seine berufliche Pflicht erfüllt hat, serviert ihm seine Tochter Yolande rasch einen großen Whisky, den er auf nüchternen Magen trinkt, was sichtlich eine seiner Gewohnheiten ist.
Ist Navarro deshalb alkoholabhängig? Um diese Frage zu beantworten, muß man zunächst auflisten, was er über den Tag hin trinkt: offensichtlich mehrere Gläser harter Alkohole (nehmen wir mal an: zwei, wenn nicht drei, was wohl über dem normalen Maß liegt), aber

auch Wein (gut drei Gläser zu jeder Mahlzeit, was etwa der Menge einer 75cl-Flasche pro Tag entspricht).

Navarro, dessen Tagesverbrauch bei einer Flasche Wein und zwei bis drei Gläsern harten Alkohols liegt, ist unbestreitbar ein übermäßiger Trinker. Doch um zu wissen, ob er Alkoholiker ist, d.h. alkoholabhängig, müßte man ihn zwei oder drei Tage lang trockenstellen und dabei sein Verhalten beobachten können.

Man müßte überprüfen, ob er zu derselben Leistung fähig wäre, wenn er Mineralwasser tränke – was zu bezweifeln ist.

Denn Navarro ist älter (um die 60 Jahre) und man kann sich leicht vorstellen, daß er seit vielen Jahren jeden Tag so viel trinkt. Es bestehen also Chancen, daß er den Entzug schlecht ertrüge und man dann mit Überraschung und Enttäuschung feststellen müßte, daß er sehr wohl Alkoholiker ist. Wenn man weiß, welches Gesundheitsrisiko das darstellt, so kann man sich um den Ruhestand unseres Lieblingskommissars nur Sorgen machen, der große Chancen hat, wenn schon nicht vorzeitig „seinen Lieben entrissen" zu werden, so doch zumindest sein Seniorendasein unter der Einwirkung einer starken Medikamenteneinnahme zu leben.

Doch der Fall Navarro ist keine Ausnahme. Zunächst einmal bei der Polizei, wo anscheinend viel getrunken wird – zweifellos, um sich Mut anzutrinken. Alle Fernsehserien (deren Regisseure es sich zur Ehre gereichen lassen, die Wirklichkeit wiederzugeben) unterstreichen dies deutlich. Der Alkohol wird als unentbehrlicher Helfer für die männlichen Personen in der Ausübung ihres schwierigen Amtes (wenn nicht Abenteuers) gezeigt.

Amerika hat uns schon lange gelehrt, daß die Westernhelden, richtende Cowboys oder Sheriffs, die mal wieder eine gute Tate vollbringen müssen, niemals den Bildschirm mit einer Flasche Milch in der Hand hätten sprengen können.

Doch außerhalb der Polizei (deren Alkoholabhängigkeit indessen zu beweisen wäre) gibt es noch zahlreiche Berufe, wo die Gewohnheit (mehr als die Notwendigkeit) verlangt, daß man „oft einen hebt" – und wo die Gefahr besteht, daß man marginalisiert wird, wenn man ablehnt.

So werden die Mitglieder dieser Berufsgruppen allmählich, ohne sich dessen gewahr zu werden, dazu gebracht, übermäßig viel zu trinken, häufig zugunsten einer Verbesserung ihrer Widerstandskraft, bis zu dem Tage, wo sie ihrerseits alkoholabhängig werden.

D
DIE GEFAHR DER HARTEN ALKOHOLE
(SPIRITUOSEN)

Schicklichkeit, Gastlichkeit und soziale Gewohnheiten führen die sogenannten „zivilisierten" Leute dazu, mit einem Glas anzustoßen – auf die Freundschaft, ein Treffen oder auch eine Feier.

Der gesellschaftliche Anstand veranlaßt außerdem die Gastgeber dazu, ihren Gästen vor der Mahlzeit, zu der sie eingeladen sind, einen Aperitif zu reichen.

Vor einigen Jahrzehnten bestanden der Freundschaftsbecher, der Aperitif und um so mehr der Ehrentrunk aus Wein – rotem oder weißem, unterschiedlichen Alters und Qualität, je nach dem soziokulturellen (und vor allem ökonomischem) Milieu der Gruppe, an die man sich wendete.

Heute gilt in den meisten Kreisen der Wein als „altmodisch".
Einem gewissen Snobismus ist es gelungen, den Wein (normalen, Süßwein oder Likörwein) durch harte Alkohole, besonders ausländische, wie Whisky, Gin oder Wodka, zu ersetzen.

Wie dem auch sei, ob es sich um aus- oder inländische Alkohole handelt, das Ergebnis ist dasselbe: Es ist harter Alkohol, destillierter Alkohol, dessen Alkoholgehalt über 40° liegt!

Einen harten Alkohol zu trinken, vor allem nüchtern, mitten am Tage (oder in der Nacht) und besonders vor dem Essen, ist eine in mehrfacher Hinsicht beklagenswerte und zu verurteilende Gewohnheit.

Zunächst einmal, weil dies den Stoffwechsel (also die Gesundheit) angreift. Wir haben gesehen (Kapitel VII), daß im Gegensatz zum Wein, der die Verdauungssäfte anregt, der harte Alkohol (Whisky, Gin, Wodka usw.) ihre Ausscheidung stört. Man erlebt einen regelrechten Stau, d.h. eine Blockierung der Verdauungssekretion.

Ein weiterer Grund ist, daß ein Whisky (Gin oder Wodka), der stets großzügig ausgeschenkt wird, eine viel zu große Alkoholmenge darstellt, die für sich schon die relative Alkoholration einschränkt, die man sich hätte genehmigen können – wenn man sich dafür entschieden hätte, bei Tisch Wein in mäßiger Menge zu trinken.

Dabei kommt es häufig vor, daß jemand, der gern Alkohol trinkt, zwei gut gefüllte Gläser Whisky als Aperitif schluckt. Dann sollte er eigentlich wissen (und seine Umgebung ebenfalls), daß er, noch bevor er sich an den Tisch setzt, von der Alkoholmenge her bereits das Äquivalent einer ganzen Flasche (75 cl) Wein getrunken hat.

Nun sind es gerade diejenigen, welche gern drei, ja vier, fünf, sechs oder noch mehr Gläser Wein im Laufe einer Mahlzeit trinken, die nach dem Essen gern einen anderen harten Alkohol als Verdauungsschnaps akzeptieren.

Wenn diese Menschen zu Ihrer Umgebung gehören, sollten Sie wissen, daß sie in Gefahr sind. Denn die eine Seite ist, daß sie entweder Gelegenheitstrinker sind und die fehlende Übung dazu führen kann, daß sie irreparable Fehler machen, besonders, wenn sie sich ans Steuer setzen (s. Kap. X), oder sie „halten das aus", weil sie eine fast tägliche Übung in dieser „Trockendiät" haben und so besonders gut Alkohol „vertragen" – und Sie können sich sagen, daß sie, wenn sie nicht bereits alkoholabhängig sind, dennoch hochgradige Alkoholiker sind, denn sie sind bereits mit einem Fuße „in der Patsche".

Deshalb muß alles getan werden, um die gesellschaftlichen Gewohnheiten zu ändern, indem man zum Aperitif Wein, Champagner (wenn man sich das leisten kann) oder wenigstens Sekt serviert, der oft ebenso gut, vor allem aber nur halb oder ein Drittel so teuer ist.

V

DIE BEHANDLUNG DES ALKOHOLISMUS

A
VERSTEHEN, WAS ALKOHOLISMUS IST

Eine 1991 in Frankreich durchgeführte Umfrage hat erforscht, welche Ansicht die „breite Masse des Volkes" zum Thema Alkoholismus hat.

Auf die Frage „Ist der übermäßige Alkoholgenuß Ihrer Meinung nach eine Schwäche oder eine Krankheit?" lauteten die Antworten folgendermaßen:

51 %	eine Schwäche,
43 %	eine Krankheit,
2 %	etwas anderes (eine Wahl, ein Lebens-Unglück, Mangel an Halt),
4 %	äußerten sich nicht.

Als man dieselben Menschen fragte, was am besten hilft, um davon abzukommen, antworten sie:

49 %	der Wille des Alkoholikers selbst,
22 %	die Unterstützung der Umgebung,
14 %	eine Entziehungskur,
9 %	die Vereinigungen ehemaliger Trinker,
4 %	die Übernahme durch den behandelnden Arzt,
2 %	äußerten sich nicht.

Die breite Öffentlichkeit hat also eine irrtümliche Sicht der Realität. Denn das Studium der Phänomene der Alkoholabhängigkeit hat uns gezeigt, daß es sich, wenn die physische Abhängigkeit erst einmal vorhanden ist, um eine echte Krankheit handelt, die auch als solche behandelt werden muß.

Da eine pharmakologische körperliche Abhängigkeit besteht und das „unwillkürliche" Gehirn das „willentliche" dominiert, ist es illusorisch zu hoffen, daß man aus dieser Sackgasse alleine mit Hilfe des Willens wieder herausfindet.

Diese Unkenntnis der Mechanismen der Abhängigkeit in der breiten Öffentlichkeit ist, wie die Ergebnisse der Umfrage belegen, ein echtes Problem, denn sie verzögert das Hinzuziehen eines Fachmannes.

Der Alkoholiker versucht eine gewisse Zeit über ganz allein durch Willensanstrengung seinen Alkoholkonsum zu beschränken.

Doch vergeblich. Denn er versucht, das Unschaffbare zu schaffen.

Das „unwillkürliche" Gehirn wird immer stärker sein als das „willentliche".

Diese Fehlschläge können nur sein Selbstvertrauen und seine Selbstachtung schwächen, die beim Alkoholiker ohnehin schon recht angeschlagen sind.

An wen aber soll er sich wenden?

Der erste Schritt führt zu einem selber, d.h. er beinhaltet die Demut zuzugeben, daß der Alkohol stärker ist als man selbst.

Wenn das erst einmal festgestellt worden ist, besteht der beste Weg darin, einen Spezialisten um Hilfe zu bitten. Das ist immer leichter durchzuführen, wenn man sich seinen Zustand bewußt gemacht hat.

Am besten wendet man sich an einen Suchttherapeuten, der es gewohnt ist, sich um Alkoholiker zu kümmern.

Oft haben die behandelnden Ärzte nicht die nötige Ausbildung in der Suchttherapie und sind kaum in der Lage, dieses komplexe Problem der Abhängigkeit zu lösen.

Der Suchttherapeut kann Arzt oder Psychologe sein.

Man findet ihn leicht in Zentren für Suchttherapie und Drogenberatungsstellen, oder man kann sich auch an spezielle Vereine wenden.

Je nach den Kriterien der vergleichenden Analyse muß er drei Dinge respektieren:

- die Stärke,
- den Schutz,
- das Einverständnis.

Worin besteht die Behandlung?

Zunächst und vor allem aus einer guten Information in einer vertrauensvollen Atmosphäre.

Der Therapeut muß seinem Patienten gut erklären, daß der Alkoholismus im Gegensatz zur landläufigen Meinung kein Laster ist. Daß er im Gegenteil eine Krankheit ist, die als solche eine Behandlung rechtfertigt. Um gesund zu werden, muß er die Mechanismen der Abhängigkeit verstehen. Er muß wissen, daß der Wille gegenüber der körperlichen Abhängigkeit in der Behandlung überhaupt keine Rolle zu spielen hat (was ihn gleich von der Schuld an den Fehlschlägen seiner früheren persönlichen Versuche freispricht).

Und dann muß die Behandlung eine psychologische Hilfe gewährleisten.

Der Alkoholiker muß seine Selbstachtung wiederfinden, er muß sein „Ich" stärken, ihm muß „Narzißmus eingeimpft" werden.

Eine kognitive und Verhaltenstherapie sollte in Gang gebracht werden, um die Automatismen zu verändern und besonders den Umgang mit der Enthaltsamkeit in Gesellschaft zu lernen.

Die Motivierung wird ganz bestimmt nicht über die Angst vor den Konsequenzen des Alkoholmißbrauchs stattfinden, sondern über die Darstellung des Wohlbefindens nach dem Entzug.

Freud hat in seinem Buch „Das Unbehagen in der Kultur" drei Achsen der Suche nach dem Vergnügen bei den Menschen ausgemacht:
- die Arbeit,
- die Kreativität,
- die Drogen (Alkohol, Tabak, Cannabis, Morphium usw.)

Da es sich beim Alkoholismus darum handelt, sich der Drogen-Komponente zu entledigen, muß der Patient sich wieder auf anderem Gebiet einbringen.

Er soll sich vor allem die Frage stellen: „Was begeistert mich genug im Leben, das ich in Zukunft führen möchte, um mir die Kraft zu geben, endgültig mit diesem "wunderbaren Kumpel", den der Alkohol darstellt, zu brechen?"

Es ist wichtig und sogar notwendig, den Alkohol durch etwas anderes zu ersetzen. Der Alkoholiker muß wieder Ziele im Leben haben.

Doch dieser positive und konstruktive Schritt ist nicht leicht allein durchzuführen, denn trotz der guten Absichten ist die Gefahr groß, daß man schnell schwach wird. Um so mehr, als die traditionelle Umgebung nie eine große Hilfe ist. Es ist also besser, sich die Unterstützung ehemaliger Trinker zu holen (z. B. Anonyme Alkoholiker, Kreuzbund, Blaues Kreuz, etc.)

Der Entzug muß abrupt und vollständig sein.

Nicht mehr zu trinken heißt, den Waagebalken nicht mehr anzustoßen – und allmählich kommt das Gefühl, trinken zu müssen, nicht mehr wieder. So gelingt es, das „unwillkürliche" Gehirn abzukoppeln, so daß das Trinken nicht mehr zu den Lebensnotwendigkeiten zählt.

Das Problem ist dasselbe wie bei der Nahrung. Hungerstreikende bemerken z. B., daß nach einigen Tagen das Hungergefühl verschwindet.

Der Entzug kann anläßlich einer Entziehungskur in einer Spezialeinrichtung durchgeführt werden, jedoch nur, wenn der Patient dies ausdrücklich wünscht. Auf keinen Fall darf der Therapeut den Alkoholiker als Notfall dorthin schicken, ohne ihn nach seiner Meinung zu fragen, oder ihn zwangsweise einliefern lassen. Diese Überführung an einen unbekannten und a priori feindlichen Ort ist ein schwer zu verkraftender Streß und kann das Vertrauen zwischen dem Therapeuten und seinem Patienten zerstören.

Mit Hilfe von Medikamenten und guter psychologischer Unterstützung kann der Entzug in der Stadt, ohne Krankenhauseinweisung, stattfinden. Er verlangt hingegen eine Arbeitspause von einigen Tagen.

Die Medikamente haben an sich keinen eigentlichen Nutzen. Sie können nicht vorgeben, allein den Alkoholismus zu behandeln. Hingegen haben sie ihren Platz im Rahmen einer umfassenden Behandlung des Patienten.
Diese Behandlung muß jedoch mindestens ein Jahr dauern.

Indessen sind Rückfälle häufig. Denn leider ist der „Ruf des Alkohols" ständig zu hören, da die biochemischen Veränderungen der Abhängigkeit jahrelang bestehen bleiben können und der Ex-Alkoholiker jederzeit einen Rückfall haben kann, wenn er nicht sein ganzes Leben lang streng abstinent bleibt.

Deshalb ist es fast unmöglich für einen ehemaligen Alkoholiker, wieder zum mäßig Trinkenden zu werden. Denn selbst wenn er psychologisch vernünftig geworden ist, bleibt sein Organismus immer angreifbar.

Daraus kann man schließen, daß die einzig wahre Lösung dieses Problems in der Prävention liegt.

Die Therapeutik kann sich an diesem Ende des 20. Jahrhunderts nicht mehr damit begnügen, die Krankheiten zu behandeln, wie sie es seit 40 bis 50 Jahren tut.

Sie muß unbedingt eine Vorsorgemaßnahme einbeziehen, und sei es auch nur, um rechtzeitig Einsparungen bei der Sozialversicherung zu machen ...

Den Alkoholiker zu behandeln bedeutet eine drittrangige Prävention: Man hofft so, rechtzeitig zu handeln, um schlimme körperliche Komplikationen und vorzeitige Sterblichkeit zu vermeiden.

Sekundäre Prävention besteht darin, die Risikopatienten zu entdecken, die häufig bereits übermäßige Trinker, jedoch noch nicht alkoholabhängig sind.

Diesen Übergang zum Alkoholismus durch Wachsamkeit zu vermeiden, ist die Rolle des behandelnden Arztes und des Arbeitsmediziners.

In bestimmten Berufen haben sich die Gewerkschaften ebenfalls auf diesem Gebiet engagiert.

Das Wesentliche jedoch ist die Schaffung einer primären Prävention, d.h. einer Erziehung um den Alkohol herum, und besonders die Jugendlichen zu lehren, wie man sich mit alkoholischen Getränken vernünftig verhält.

Dieses Wissen, wie man „richtig trinkt", scheint uns die beste Prävention gegen Alkoholismus darzustellen, der eine viel zu große Krankheits- und Todesursache in unserer modernen Gesellschaft darstellt.

KAPITEL X

DIE ERZIEHUNG ZUM „RICHTIGEN TRINKEN"

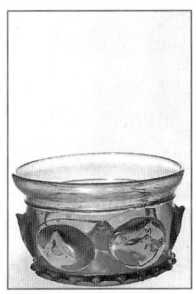

„Krautstrunk"
um 1500

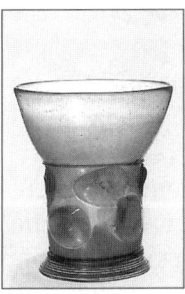

„Berkemeyer"
um 1600

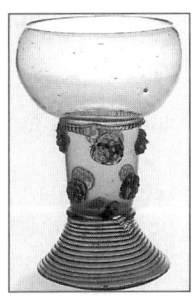

Variation des „Römer"
spätes 17. Jh.

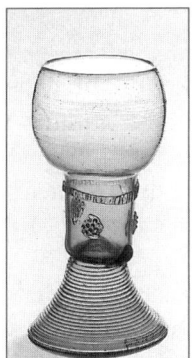

„Römer"
um 1700

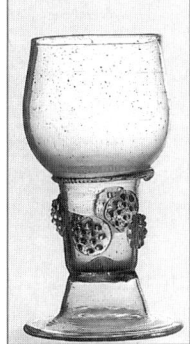

„Römer"
18. Jh.

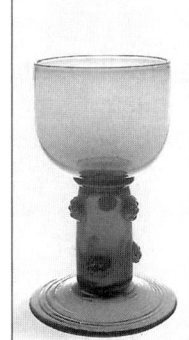

„Römer"
19. Jh.

Noch vor ein paar Jahrzehnten war die Sexualität immer ein Tabu-Thema. Die geistigen Haltungen waren buchstäblich betäubt durch die jüdisch-christlichen Gebote eines rückständigen Puritanismus, dessen einziges Überbleibsel heute die verbissene Rede des Papstes Johannes Pauls II. darstellt. Die jungen Mädchen aus gutem Hause ließen sich schwängern, ohne zu wissen, was ihnen geschah, und die Wehrpflichtigen lernten neben anderen Geländeübungen die Unzuträglichkeiten der Geschlechtskrankheiten kennen, die ihnen ihre Urlaubs-Eskapaden bescherten.

Das Thema kam nur indirekt zur Sprache, und die nützlichen Empfehlungen wie die zotigen Späße wurden nur heimlich ausgetauscht.

Seit einiger Zeit hat man endlich realisiert, daß die Schwangerschaftsverhütung bei Jugendlichen wie auch die Übertragung ansteckender Geschlechtskrankheiten über eine Aufklärung der jungen Leute ging. So ist in der Schule der Sexualkundeunterricht eingeführt worden.

Und wie steht es mit der Aufklärung über die Risiken der Ernährung?

Wie soll man sich vorstellen, daß eine konkrete, nützliche und objektive Information über die Ernährung in den Schulen verbreitet wird, wo doch die Ärzte selbst nicht oder wenig auf diesem Gebiet ausgebildet worden sind, da die Universität dieses Thema schlicht übergangen hat?

Die Information über Ernährung liegt heute noch in der Hand der lebensmittelverarbeitenden Industrie, deren Botschaften ausschließlich auf die lediglich ökonomischen Interessen dieser Zunft ausgerichtet sind.

Eine Information zum Verbrauch alkoholhaltiger Getränke existiert gar nicht oder ist ungeschickt, und so ist dieses Problem auch heute noch ein Tabuthema und puritanisch angehaucht.

Die Maßnahmen, die in einer gewissen Zahl westlicher Länder ergriffen worden sind, entlarven eine wahrhaftige neue Prohibition.

Statt sich dem wirklichen Problem zu stellen, das der übermäßige Alkoholkonsum einer Minderheit darstellt, ist es ihnen lediglich gelungen, den durchschnittlichen Weinverbrauch der Mehrheit zu senken, der schon relativ niedrig ist.

So trinkt die große Masse der vernünftig Trinkenden paradoxerweise immer weniger, während die positiven Effekte eines mäßigen Konsums wissenschaftlich immer mehr erwiesen sind. Die Zahl der übermäßigen Trinker und besonders der Alkoholiker ist gleichgeblieben, und noch schlimmer ist die Tatsache, daß der Mißbrauch bei den Jugendlichen immer besorgniserregender wird.

Durch eine echte Information im Rahmen einer Vorsorge-Politik könnten die wirklichen Ziele einer Volksgesundheit erreicht werden.

I

DIE GEFAHR FÜR DIE JUGEND

Die medizinische Tageszeitung „Le Généraliste" vom 21. Juni 1996 trug, als Reaktion auf das zweite Forum der Jugendlichen-Medizin, die Überschrift: „Der Alkohol oder die Suche nach einem neuen Trip". Und der Artikel begann mit folgendem Kommentar: „Seit einigen Jahren erleben wir einen massiven Anstieg des Alkohol-Konsums bei Jugendlichen, mit dem Ziel, Rauschzustände herbeizuführen."

Das Phänomen besteht nicht nur in Frankreich. Es ist in zahlreichen Ländern und besonders in den USA zu finden, wo die Universitätsgelände in den vergangenen Jahren zu Zentren des Alkoholismus geworden sind.

Eine gewisse Zahl Studien gestatten eine Vorstellung davon, wie das Verhältnis der Jugendlichen zum Alkohol im allgemeinen und zum Wein im besonderen aussieht.

1993: Studie über die Häufigkeit des Alkoholkonsums bei Jugendlichen zwischen 16 und 20 Jahren

trinken nie	16 %
trinken einmal pro Woche	50 %
trinken mehrmals pro Woche	28 %
trinken täglich	6 %

Diese Untersuchung zeigt bei der Mehrheit der Jugendlichen eine starke Tendenz zu einer Wochenend-Alkoholisierung bei Treffen mit Freunden, um „sich anzutörnen".

Es ist der Rausch eines Abends, der angestrebt wird, und nicht ein regelmäßiger und mäßiger Verzehr.

Die Häufigkeit von Räuschen bei Jugendlichen ist übrigens nach den folgenden Umfragen ganz und gar entlarvend:

1992: Häufigkeit von Trunkenheit bei Jugendlichen von 15 bis 22 Jahren.
5 %	sagen, daß sie oft betrunken sind (mehrmals pro Vierteljahr),
20 %	sind mindestens einmal in den letzten drei Monaten betrunken gewesen,
33 %	waren unter 16 Jahren mindestens einmal betrunken.

1993: Jugendliche, die mehr als einmal pro Monat betrunken waren.
18 %	Lehrlinge (ca. 14-16 Jahre),
30 %	Schüler höherer Schulen (ca. 16-18 Jahre),
31 %	Wehrdienstpflichtige (ca. 18-20 Jahre).

1994: Jugendliche, die das erste Mal betrunken waren.
5 %	zwischen 12 und 13 Jahren,
18 %	zwischen 14 und 15 Jahren,
30 %	zwischen 16 und 17 Jahren,
49 %	mit 18 Jahren (mit durchschnittlich sechs Räuschen pro Jahr).

Doch besonders beunruhigend ist nicht allein die Häufigkeit der Räusche, sondern die Progression dieser Tendenz seit einigen Jahren.

In zehn Jahren (1978 bis 1988) hat sich die Progression der durchschnittlichen wiederholten Rauschzustände bei den Jugendlichen zwischen 15 und 19 Jahren verdreifacht.

Nun sollte man wissen, mit welchem alkoholhaltigen Getränk sich die Jugendlichen betrinken.

Die Studien sagen ausdrücklich, daß es sich hier vor allem um Bier und Spirituosen handelt.

Eine Untersuchung von 1991 zeigt, daß sie 2,5mal mehr Bier als Wein trinken und 3,5mal mehr Spirituosen.

Denn die Jugendlichen finden Weintrinken „out".

Die Woche über trinken sie vorwiegend Wasser und süße Getränke (Sodas, Cola usw.), und am Wochenende toben sie sich bei Bier und vor allem harten Alkoholen aus.

**Und wenn man sie fragt, warum sie trinken,
ergibt die Umfrage bei höheren Schülern 1993:**

52 % antworten: zum Spaß,
48 % antworten: um zu vergessen;
30 % antworten: um „sich anzutörnen" (zu betrinken).

Die ernsthafte Frage, die man sich nun stellen sollte, ist die, was für diese beklagenswerte Situation verantwortlich ist, und was man tun muß, um die Tendenz umzukehren.

II

DIE VERANTWORTLICHEN

Das Problem des Jugendalkoholismus muß im Rahmen des Problems des Alkoholismus im allgemeinen untersucht werden, im Hinblick auf die Haltung und die Politik, die in den vergangenen Jahren entwickelt worden sind.

Die folgende kleine (wahre) Geschichte sagt viel aus:

Simon ist ein 17jähriger Junge aus einer „guten", bürgerlichen Familie in der Bretagne. Er ist gerade als Internatsschüler in die Abschlußklasse eines privaten Gymnasiums gekommen. Dort teilt er ein Zimmer mit Joseph, dem Sohn eines Kleinindustriellen aus der Gegend um Bordeaux.

Die beiden Jungen freunden sich rasch an, und zu Weihnachten lädt Joseph seinen Freund dazu ein, eine Woche im Haus seiner Familie im Bassin d'Arcachon zu verbringen.

Josephs Vater hat in seinem Weinkeller die besten Auslesweine aus Bordeaux. Dazu muß noch gesagt werden, daß er Drucker ist und die meisten großen Weingute in Bordeaux mit Etiketten beliefert.
Josephs Mutter ist eine unvergleichliche Köchin, wie man sie noch viel in diesen Provinzen findet, die noch einen großen Reichtum in der lokalen Gastronomie aufweisen.

In Josephs Familie steht bei jeder Mahlzeit Wein auf dem Tisch, doch wird stets mäßig getrunken. Das Wissen, wie man trinkt, gehört zum Verhaltens-Code der Familie. Übrigens trinkt man nicht, da man nur kostet.

Die Kinder sind früh eingeweiht worden, schon im Alter von sechs Jahren. Damals begann ihr Vater damit, sie in homöopathischen Dosen die Sorten und Rebenarten nicht nur vom angesehenen Weinbau ihrer Gegend entdecken zu lassen, sondern auch aller anderen Weingegenden Frankreichs und sogar der Welt.
In dem Maße, daß Joseph mit 17 Jahren wie seine um ein Jahr jüngere Schwester es mit jedem x-beliebigen Kellermeister aufnehmen könnten.

Es ist Sonntag, und wie immer hat Josephs Vater ein paar besondere Flaschen gleichzeitig aus seinem Keller heraufgeholt, sowohl um die Erziehung seiner Kinder zu vervollständigen, als auch zur Ehre Simons, den man dazu einlädt, am Familientisch Platz zu nehmen.

Während eine riesige Platte mit Austern aus dem Bassin d'Arcachon aufgetragen wird, zieht Josephs Vater aus einem Eiskübel eine Flasche Weißwein, deren Etikett er sorgfältig verdeckt.

„Meine Kinder", sagt er mit schlauer Miene, wobei er seinen Blick über alle Gäste schweifen läßt, „ich habe da einen Auslesewein, über den ihr mir etwas erzählen werdet." Und während er jedem ein halbes Glas einschenkt, erklärt er wie ein Lehrer, der die Erörterung eines Problems abschließt: „Ihr sollt mir die Herkunft, die Lage, die Rebsorte und das Jahr nennen und mir eine passende Beschreibung geben."

Simon, der sowieso schon eine schüchterne Natur ist, fühlt sich plötzlich wie gelähmt, und ein Panikgefühl beginnt ihn zu ergreifen, als er sieht, wie jedes Mitglied dieser seltsamen Familie sein Glas ergreift, es ein paar schnelle Kreise beschreiben läßt, seine Nase hineinsteckt, um etwas zu erschnuppern, ein paar kleine Schlucke trinkt und an die Adresse des pater familias, der in seiner Erwartung zu jubilieren scheint, folgende Worte richtet: „Weißer Bordeaux ... Chablis ... 1992 ... Chardonnay ... blaßgelbe Farbe ... reifes und würziges Bukett ... mit dem Aroma von Passionsfrüchten ... harmonischer Abgang ... "
„Gut, gut! Perfekt! Ich bin stolz auf meine Kinder", sagt Josephs Vater. Und in diesem Augenblick fällt tödliches Schweigen wie eine bleierne Decke über das Eßzimmer: Die ganze Familie hat gerade bemerkt, daß Simon sein Glas nicht angerührt hat und steif wie eine Mumie vor seinem Teller sitzt.

„Na, sag mal, Simon", spricht Josephs Vater zu ihm, als wende er sich an ein ganz kleines Kind, „magst du keinen Chablis?"

„Ich habe noch nie Wein getrunken."

„Und bei dir zu Hause trinken deine Eltern doch wohl etwas Wein?"

„Nein! Vielleicht, wenn sie ausgehen, aber zu Hause hat es noch nie Wein gegeben. Meine Mutter ist gegen Alkohol. Sie sagt, daß es so schon genug Alkoholiker in der Bretagne gibt. Also will sie nicht, daß wir trinken."

„Wie traurig!" entschlüpft Josephs Mutter mit demselben bestürzten Gesichtsausdruck, als wenn ihr Sohn Joseph ihr gerade beigebracht hätte, daß er Aids hat.

Zwei Tage darauf ist Joseph bei seiner Cousine Sophie zum Geburtstag eingeladen, und diese hat ihn darum gebeten, Simon mitzubringen.

Ein paar Minuten nach ihrer Ankunft verlieren sich die beiden Freunde im Gedränge. Doch ein paar Stunden später, als Joseph meint, es wäre an der Zeit, nach Hause zu gehen, macht er sich auf die Suche nach Simon, um ihn mitzunehmen. Er findet ihn vollkommen betrunken an der Bar.

„Möglich, daß er noch nie im Leben Wein getrunken hat, dein Freund", sagt Sophie ironisch, „aber Whisky, den kennt er!"

Im Laufe des restlichen Schuljahres bemerkt Joseph, daß Simon jedes Mal, wenn er ausgeht, ziemlich angeschlagen heimkommt. Und deshalb distanziert er sich etwas von ihm, obwohl sie im Internat weiterhin das Zimmer miteinander teilen müssen.

Dennoch nimmt Joseph die Einladung seines Freundes an, das Wochenende bei ihm zu Hause in der Bretagne zu verbringen. Aus Neugier! Er will sich seine Eltern, die Wassertrinker, ansehen.

Simons Vater ist ein Richter mit kantigem und strengem Gesicht. Das Wichtigste in seinem Leben sind das Gericht und seine Briefmarkensammlung.

Simons Mutter lebt in schönster Harmonie mit ihrem Mann: Sie ist traurig, stets in Schwarz gekleidet, Puritanerin und dazu auch noch ein bißchen zänkisch.

Bei ihnen wird in der Küche gegessen – Konserven oder Fertiggerichte, die im Mikrowellenherd aufgewärmt werden. „Essen", so sagt sie, „ist Zeitverschwendung!" Sichtlich hat sie auch wenig Vergnügen daran.

Der Alkoholismus ist tatsächlich ein rotes Tuch für sie. Sie kämpft übrigens in einem „Antialkoholikerverein".

Während seines Aufenthalts bemerkt Joseph, daß Simons Vater glänzendere Augen hat, wenn er aus seinem Philatelistenstübchen kommt, und daß er dann gierig Lakritzstangen kaut, selbst, wenn es kurz darauf Essen gibt.

„Es würde mich nicht wundern, wenn er heimlich tränke", denkt Joseph.

Eine Intuition, die ihm eine Freundin des Hauses etwas später bestätigt.

Diese Geschichte, durch die Maupassant sich für eine Nouvelle hätte inspirieren lassen können, entlarvt eine bedauernswerte Situation, für die die moralischen und vor allem die politischen Autoritäten direkt verantwortlich sind. Auf jeden Fall kann man zwei Schlüsse daraus ziehen in Bezug auf Aufklärungskampagnen zum Thema alkohol:

Eine negative Botschaft mit dem neo-prohibitiven Inhalt „Der Alkohol ist gefährlich und sollte verboten werden" lädt in Wahrheit nur zur Überschreitung ein und öffnet dem Mißbrauch stark alkoholisierter Getränke die Tür.

Eine positive Botschaft hingegen, die auf die kulturellen, gastronomischen und früheren medizinischen Aspekte des Weines gerichtet ist, führt zu einer natürlichen Vorsorge gegen das Risiko eines Mißbrauchs.

Um sich davon zu überzeugen, sollten die französischen öffentlichen Mächte nur einmal die Statistiken über die Verteilung des Alkoholismus in Frankreich genauer ansehen.

Es ist in der Tat frappierend festzustellen, daß der Alkoholismus in einer Gegend umgekehrt proportional zur Bedeutung der Weinbau-Tätigkeit ist. In anderen Worten: Je mehr die Gegend über eine Weinbau-Tradition verfügt wie das Bordelais oder das Burgund, um so weniger Alkoholismus gibt es. Die Regionen, in denen das Niveau des Alkoholismus in Frankreich am höchsten ist, sind genau die, in denen kein Wein produziert wird, besonders der Norden und die Bretagne.

Das zeigt gut, daß Information, Erziehung und Kultur des „richtigen Weintrinkens" die beste Form der Prävention des Alkoholmißbrauchs darstellen.

Das Studium der Gegend um Bordeaux ist unter diesem Gesichtspunkt besonders interessant:

- In dieser Gegend ist die Sterblichkeit durch überdurchschnittlichen Alkoholkonsum am niedrigsten in ganz Frankreich (28 % weniger im Verhältnis zum nationalen Durchschnitt).

- Die Lebenserwartung ist hier höher als im Landesdurchschnitt, da die Zahl der Krankheiten und Unfälle niedriger ist.

- Die Herz-Kreislauf-Erkrankungen (besonders Infarkte), Selbstmorde und die Zahl der Geisteskrankheiten sind deutlich geringer als im Landesdurchschnitt.

III

DIE NEUE PROHIBITION

Von 1919 bis 1933 weht ein puritanischer Wind durch die Vereinigten Staaten, aber auch über zwei nordische Länder, Norwegen und Finnland, die sehr strenge Maßnahmen zum Verbot oder Einschränkungen im Verkauf und Konsum alkoholhaltiger Getränke einführen. Es ist die Zeit der Alkoholverbote.

Das Ergebnis ist katastrophal. Zuerst einmal ist der durchschnittliche Alkoholverbrauch in dieser Periode beträchtlich gestiegen, was das Gegenteil des berechneten Ergebnisses bedeutet. Außerdem haben heimliche Produktion und Verkauf von Alkohol, die durch die Mafia kontrolliert werden, eine parallele Wirtschaft wuchern lassen, die in völliger Illegalität operiert und deren Begehren Anlaß zu blutigen Abrechnungen und traurigen Skandalen gegeben haben (siehe „Die Unbestechlichen").

In Sachen Alkohol sollten alle Regierungen wissen, daß es „verboten ist zu verbieten". Deshalb muß jede begrenzende Maßnahme, die dazu bestimmt ist, den Alkoholmißbrauch zu senken, unbedingt unter Hinzuziehung aller Fachleute überprüft werden.

Manche sehen den Alkohol als exogene (von außen kommende) Gefahr für das Individuum an. Für sie ist das wahre Problem das Produkt und nicht der Gebrauch, den man davon macht – als ob alle Bürger vor dem Risiko des Alkoholismus gleich wären (was falsch ist). Es ist sogar genau das Gegenteil der Fall.

Das ist ein bißchen so, als ob man unter dem Vorwand, das sei gefährlich, in den Häusern das Gas abstellen wollte. Dabei ist es doch nur der schlechte Gebrauch durch bestimmte Menschen, der eine Unzuträglichkeit darstellen kann. Information und Erziehung scheinen bessere Lösungen zu sein als der Verbot des Produkts.

So hat man unter dem Vorwand, gegen Alkoholmißbrauch zu kämpfen, nur dazu beigetragen, daß der durchschnittliche Verbrauch aller alkoholhaltigen Getränke gebremst wurde.

Vor allem haben die heutigen Gesetze zu einer bedeutenden Senkung des Weinkonsums in Frankreich geführt, während paradoxerweise (wie wir gesehen haben) der Wein nicht verantwortlich ist für den Alkoholismus und an anderer Stelle seine günstige Wirkung auf die Gesundheit nun wissenschaftlich belegt ist.
Doch das ärgerlichste ist, daß die Gesetze ein wahrhaftiges Harakiri für die Weinwirtschaft darstellen. Es untersagt die Werbung für

alkoholische Getränke (besonders den Wein) auf seinem eigenen Boden.

1990 konnte die ganze Welt bei der italienischen Fußballweltmeisterschaft Werbung für Weine in den Stadien dieses Landes sehen.

1998 wird Frankreich also verbieten (das Gesetz ist verbindlich), daß die großen Wein-Marken auf die Schilder der Tribünen des Stadions in Saint-Denis gebracht werden, deren Plätze zweifellos durch Coca-Cola, Schweppes oder Canada Dry (alles „Hausmarken", wie jeder weiß) besetzt werden.

IV

ARGUMENTE GEGEN DEN WEIN

Seit dem 15. September 1995 liegt der zulässige Blutalkoholspiegel am Steuer in Frankreich bei 0,5 g/l. Er war im Juli 1994 auf 0,7 g/l gesenkt worden, nachdem er lange Jahre bei 0,8 g/l gelegen hatte.

Die Entscheidung, von 0,7 auf 0,5 g/l zu gehen, war aus Gründen der Vereinheitlichung der europäischen Gesetzgebung notwendig, und diese neue Alkohol-Beschränkung am Steuer findet, nach Aussage staatlicher Stellen, „breite Zustimmung in der Bevölkerung".

Es ist wahr: Man muß anerkennen, daß diese einschränkenden Maßnahmen begründet sind, wenn man erfährt, daß etwa 40 % der Autofahrer, die in tödliche Verkehrsunfälle verwickelt sind, einen zu hohen Alkoholspiegel aufweisen.

Obgleich, wie ein Taxifahrer mit all' seinem gesunden Menschenverstand, der diesem Berufsstand eigen ist, anmerkte: „An dem Tag, wo die Schwelle des Blutalkoholspiegels bei 0,000 g/l liegt, können die staatlichen Stellen sagen, daß 99 % der tödlichen Verkehrsunfälle die Tat von Fahrern sind, die einen zu hohen Alkoholspiegel haben." Um humorvoll hinzuzufügen: „Wenn man diese Schwelle senken will, reicht es, den gesetzlich erlaubten Alkoholspiegel heraufzusetzen ..."

Trotzdem zeigen die Kurven von Unfallrisiken je nach Alkoholgehalt des Blutes, daß ab 0,7 g/l eine echte Verhältnismäßigkeit besteht. D. h. daß der Fahrer bei 1,2 g/l ein 3,5mal höheres Risiko eingeht, einen Unfall zu haben, als wenn er nüchtern ist. Und wenn er 2 g/l hat, wird das Risiko mit 80 multipliziert.

Vernünftigerweise kann also niemand diese Maßnahmen anzweifeln, die, selbst wenn sie einschränkend und repressiv erscheinen, im Rahmen der öffentlichen Sicherheit notwendig sind.

Was man allerdings diskutieren, ja beklagen kann, das ist die Art, in der die Anti-Alkohol-Kampagnen durchgeführt werden, wie man auch über die Bedeutung gewisser Statistiken nachdenken kann, die mit der Persönlichkeit der Zuwiderhandelnden zu tun haben.

Als erstes bemerkt man, daß diese Informationskampagnen immer das Alkohol-Risiko in bezug auf eine Flasche und Gläser Rotwein darstellen, denn im kollektiven Unterbewußtsein symbolisiert nichts besser das übermäßige Trinken als der Wein.

Nun wissen, wir, daß das falsch ist! Die staatlichen Stellen wissen es (was sie doch nicht daran hindert, ein Gesetz auszubrüten, das sich genau in der Zielgruppe täuscht, indem es den Wein für schuldig erklärt). Die Leute, die die Kampagne entworfen haben, wissen es auch, doch sie präsentieren dem „unwissenden" breiten Publikum weiterhin die gleichen Symbole.

Wann wird man den Leuten endlich die Wahrheit sagen? Wann werden sie endlich entdecken, daß der Wein überhaupt keine Verantwortung im Alkoholismus hat und gerade da, wo man Wein kultiviert, wo man ihn anbaut, wo man lernt, ihn zu kosten und zu trinken, wo man ihn verkauft, die Zahl der Alkoholiker am niedrigsten ist?

Was tun die Lobbies, die den Weinbau vertreten?

Welche Werbe-Politik haben sie unternommen, um die öffentliche Meinung zu ändern, die Massenverdummung und die Ungerechtigkeit anzuklagen, deren Gegenstand sie sind? Sie rühren sich, sicherlich ... aber schüchtern.

Doch gestattet ihnen das Gesetz auch, gut über dieses Thema zu sprechen?

Also müssen sie, wenn ihnen dies gelingen soll, das einzige Mittel nutzen, das unterdrückten Völkern in alternden Demokratien bleibt: die Demonstration.

Müssen die Flughäfen in den Weinbaugegenden blockiert werden und der T.G.V., der sie durchquert? Müssen Tonnen der Verzweiflung im Hof der Präfekturen ausgekippt werden, nicht etwa, um von den gewählten lokalen Politikern empfangen zu werden, sondern ganz einfach, um die Aufmerksamkeit der Medien auf sich zu ziehen und so ein breites nationales Echo zu erzielen, um so die entsprechenden Botschaften "rüberzubringen?

Doch kommen wir auf die tödlichen Verkehrsunfälle zurück, an denen zu fast 40 % Alkoholmißbrauch schuld ist.

Man könnte glauben, daß es die Alkoholiker sind („die anderen"), die diese Unfälle verursachen. Nun sind die Statistiken deutlich: in 85 % der tödlichen Verkehrsunfälle, bei denen Alkohol im Spiel ist, sind die Verantwortlichen Gelegenheitstrinker. Man muß wissen, daß drei Viertel dieser Unfälle nachts stattfinden (während die Verkehrsdichte um 80 % geringer ist) und hauptsächlich im Laufe des Wochenendes.

Die Verursacher sind also überwiegend Leute, die nur trinken, wenn sie einmal in der Woche ausgehen (vor allem die jungen Leute), die ohne Sinn und Verstand trinken, besonders mangels einer Erziehung zum „richtigen Trinken". Oder es sind auch Leute, die üblicherweise abstinent sind, und die in der Euphorie einer Feier (in der Familie, unter Freunden) mehr trinken als ihnen zuträglich ist – weil sie dies nicht gewohnt sind und sie ebenfalls keine diesbezügliche Erziehung genossen haben.

Paradoxerweise sind diese Unfälle nicht die Tat von Alkoholikern (nur 15 %), die dank ihrer Gewohnheiten Alkohol besser vertragen und so weniger „gefährlich" sind.

Doch muß man vor allem unterstreichen, daß tödliche Unfälle so gut wie nie die Tat regelmäßig in Maßen Trinkender sind, die man unterstützen sollte, und dies aus drei Gründen:

- Zunächst, weil sie fast nie in tödliche Verkehrsunfälle verwickelt sind, wie wir bereits gesehen haben.

- Dann, weil die mäßig und regelmäßig Trinkenden fast ausschließlich Weintrinker sind (durchschnittlich 2 bis 4 Gläser Wein am Tag) und sie so von allen medizinischen Heilwirkungen des Weines profitieren (die in den vorangehenden Kapiteln entwickelt werden), wobei sie indirekt dazu beitragen, daß das Loch in der Sozialversicherung gestopft wird – allein durch die Tatsache, daß sie sich durch eine gute Lebensweise bei guter Gesundheit erhalten.

- Des weiteren tragen diese mäßig und regelmäßig Wein-Trinkenden kräftig dazu bei, das außerordentliche Kulturgut zu bewahren, das der Weinbau darstellt und das zu einem kulturellen Erbe der Lebensart und der Gastronomie gehört, und das als eine der größten Raffinessen unserer Kultur gilt.

Und nun ist es gerade diese Gruppe der regelmäßig und mäßig Wein-Trinkenden, die durch die ungeschickten Kampagnen der staatlichen Stellen täglich vermindert wird, die in dem Glauben, gegen den Alkoholismus zu kämpfen, sich systematisch in der Zielgruppe und der Politik täuschen.

Seit 40 Jahren ist der Weinverbrauch in Frankreich um die Hälfte gesunken, und die Zahl der Alkoholiker ist immer noch dieselbe.

Denn die Anti-Alkohol-Kampagnen haben die mäßigen Trinker traumatisiert, indem sie ihnen ein schlechtes Gewissen eingeredet haben, weil sie mäßig und täglich trinken, was sie bei guter Gesundheit hielt. Es ist ihnen sogar gelungen, manchen unter ihnen zu verwirren (wie Simons Mutter), die durch die Entwicklung eines strengen anti-alkoholischen Verhaltens nur Öl ins Feuer gießen und indirekt den Alkoholismus fördern, besonders bei Jugendlichen.

V

DIE ERZIEHUNG ZUM RICHTIGEN TRINKEN

April 1996. Wir befinden uns im Gymnasium einer Kleinstadt in der Region Rhône-Alpes im Herzen einer der bekanntesten Weinberge des Rhônetals.

Wie jedes Jahr nimmt der Biologielehrer einer der Abiturklassen seine Schüler mit zum Besuch in den bedeutenden Keller der örtlichen Winzergenossenschaft.

Mehrere Stunden lang zeigen die berufserfahrenen Fachleute den Schülern mit vielen Details (denn sie müssen anschließend einen kleinen Aufsatz darüber schreiben) die verschiedenen Etappen der Weinverarbeitung. Dann wird die Klasse nach dem glänzenden Vortrag eines großen Oenologen zu einem kleinen Imbiß eingeladen, bevor sie zurück ins Gymnasium geht.

Verblüffung der Schüler, als sie in den Speisesaal kommen: Alles, was ihnen zum Abschluß des Besuchs in einer der schönsten Weinkellereien Frankreichs angeboten wird, sind Sodagetränke und Coca-Cola.

Um die Unzufriedenheit der Schüler zu beruhigen, ergreift der Lehrer das Wort: „Ihr müßt wissen, daß ich mich schon habe schlagen müssen, um die Erlaubnis zu diesem Besuch zu bekommen. Man hat sie mir erteilt, jedoch mit dem absoluten Verbot, euch ein Glas Wein anzubieten."

Nun schauen wir uns mal das Lächerliche dieser akademischen Willkür an. Da ist eine Gruppe von 35 Jugendlichen im Alter von 17 bis 19 Jahren, der intelligenterweise eine „Erziehung zum Wein" angeboten wird, doch mit absolutem Verbot zu probieren.

Man kann stark wetten, daß diese jungen Leute in ihrer Familie bereits eine kulturelle Lehrzeit hinter sich haben, die dem „richtigen Trinken" entspricht, da sie inmitten eines bedeutenden Weinbergs leben. Acht von ihnen sind übrigens Söhne oder Töchter von Winzern.

Die Intoleranz und Scheinheiligkeit eines solchen Verbots kann also die Autorität, der sie sich unterwerfen müssen, nur zweifelhafter machen.

Wovor hatten die Erzieher denn Angst, die dieses Verbot aufstellten und dabei zugaben, daß es dumm war? Vor der möglichen Klage eines Elternteils der Schüler, der einen „Anti-Alkohol-Anfall" hätte bekommen und die staatliche Schulbehörde der Anleitung zum Alkoholismus hätte anklagen können.

Solange nicht eine objektive Information der Bevölkerung durchgeführt wird, wird es weiter solche Absonderlichkeiten geben. Denn wir befinden uns heute in einer manichäistischen Situation, wo sich zwei „Religionen" gegenüberstehen: die neue Alkoholfeindlichkeit einerseits und die Partisanen eines mäßigen Konsums andererseits. Doch der Kampf findet nicht mit gleichen Waffen statt, denn die letzteren werden durch die Doktrin der Heuchler und vor allem des Gesetzes geknebelt.

In anbetracht dieser Tatsache wird die Notwendigkeit, in bezug auf die Kommunikation Neuerungen zu schaffen, zu einer der großen Dringlichkeiten unserer Epoche.

Die Fachleute im Weinbau, Lehrer, Ärzte und öffentlichen Mächte müssen solidarisch sein, um sich in objektive Kampagnen einzuschalten, nachdem sie endlich die notwendige Ausdrucksfreiheit wiedererlangt haben.

Doch zunächst einmal muß die Erziehung zum „richtigen Trinken" in der Familie beginnen.

VI

DAS „RICHTIGE TRINKEN" IN DER FAMILIE

In seinem Buch „Manger autrement" („Anders essen") sagt Professor Joyeux, Vater mehrerer Kinder, daß das Kennenlernen des Weins mit zehn Jahren beginnen soll.

Das Kind soll in der Tat recht früh eingeweiht werden, denn der Wein soll Teil seiner Kultur sein.

Deshalb soll er ein vertrautes Produkt sein. Dazu müssen seine Eltern regelmäßig und mäßig welchen trinken. Das Kind muß indirekt verstehen, daß der Wein ein vollwertiges Lebensmittel ist, daß er kein Getränk ist, mit dem man seinen Durst löscht, sondern das man genießt.

Man sollte sehr früh seine Aufmerksamkeit auf das Geheimnis seiner Verarbeitung lenken und es die Verschiedenartigkeit der Rebsorten und vor allem der Hierarchie in der Qualität entdecken lassen.

Anläßlich von Sonntagsessen oder Festessen, deren gastronomisches Niveau gehoben ist, ist es angebracht, raffiniertere Weine anzubieten, wobei man das Kind dazu auffordern kann, bei der Auswahl im Keller zu helfen.

Selbst wenn man in einer Wohnung wohnt, findet sich immer ein etwas kühlerer und dunklerer Ort, an dem man sich einen kleinen Weinkeller anlegen kann. Ideal ist natürlich die Einrichtung eines extra dafür vorgesehenen Platzes im Keller oder ein spezieller Wein-Kühlschrank.

Auf jeden Fall ist es wichtig, dem Kind den Respekt zu zeigen, den man vor dem Wein hat, indem man ihn „feierlich" an einem Platz des Hauses holen geht, wo er ruht, selbst, wenn er nicht jahrelang dort gealtert ist. Vor allem muß man vermeiden, daß er aus der Einkaufstasche auf den Tisch wandert, was eine entmystifizierende Wirkung hätte, die ihn banalisiert.

Schließlich sollte dem Kind jede Gelegenheit gegeben werden, an der Weinlese teilzunehmen und vor allem, Weinkellereien zu besichtigen.

Wenn es seine Eltern dabei erlebt, wie sie für den Wein sprechen (dabei sich dessen bewußt bleiben, daß er Alkohol enthält) – in der Opposition gegen harte Alkohole, die in den Familiengewohnheiten fast nicht präsent sind –, so wird das Kind an die Entdeckung des Alkohols in einem Klima herangeführt, das frei von Tabus ist. Diese tiefgründige Erziehung stellt die beste Wegzehrung für sein Leben als Erwachsener dar, wo er eine natürliche Beherrschung beweist, indem er edle alkoholische Getränke seiner Erziehung und seiner Kultur entsprechend in mäßiger Menge zu sich nimmt.

Alle Eltern müssen verstehen, daß das familiäre Vermeiden des Alkohols und besonders das Fehlen einer Einführung in den Genuß des Weines dazu beitragen wird, dem alkoholhaltigen Getränk den Status einer „verbotenen Frucht" zu verleihen. Dies kommt einem Verbot gleich, das das Unterbewußtsein des Kindes als Gegenreaktion mit schlauem Vergnügen zu umgehen versuchen wird.

Doch dieses familiäre Heranführen an den Wein sollte im Rahmen der schulischen Erziehung und auch über zusammenhängende und objektive öffentliche Kampagnen weitergeführt werden.

Deshalb hat Dr. Pierre Bébéar, ein Europaabgeordneter, seinen Kollegen in Straßburg vorgeschlagen, in die Stundenpläne der Schulen Unterricht in Erziehung über den Wein aufzunehmen.

Das würde eine echte Revolution auf dem Erziehungssektor darstellen. Doch bevor man so weit wäre, müßte man bestimmte geistige Haltungen ernsthaft ändern und die Tabuisierung des Weins rückgängig zu machen.

Parallel zur Erziehung der Kinder wäre es auch sinnvoll, damit zu beginnen, den Eltern die nötigen Werkzeuge in die Hand zu geben, indem man sie selber auf die Weinschule schickt.

Dort würden sie mit Hilfe praktischer Arbeiten die großen Prinzipien entdecken, die wir in diesem Buch entwickeln.

Nach und nach würden die unkontrollierbaren Gelegenheitstrinker zu regelmäßigen und mäßigen Weintrinkern werden.

Dies ist ein Projekt, über das die Fachleute auf dem Gebiet des Weinbaus und des Weines ernsthaft nachdenken sollten. Wie sie es auch unternehmen sollten, ganz laut ihre Meinung zu verkünden, statt auf internen Versammlungen vor sich hinzuknurren, die öffentlichen Mächte durch Unwissenheit unsinnige Gesetze ausbrüten und die Werbefachleute Anti-Wein-Kampagnen durchführen zu lassen.

Schlußfolgerung

In seinem Buch „L'age d'or des maison closes" („Das goldene Zeitalter der Bordelle") schreibt Alphonse Bouard: „Am 13. April 1946, kaum ein Jahr nach dem Ende des Zweiten Weltkrieges, beschließt der Stadtrat von Paris, die Bordelle zu schließen" – auf die Forderung einer gewissen Marthe Richard hin, des geistigen Oberhaupts der „abolitionnistes" (= „Abschaffer").

„Man schließt die Puffs", sagt Bouard, „weil sie gegen die guten Sitten verstoßen."

Bordelle gibt es seit der Antike. Sagt man nicht übrigens, daß die Tätigkeit der Damen mit geringer Tugend das älteste Gewerbe der Welt sei?

In allen Ländern, und besonders in Frankreich, haben die öffentlichen Mächte jahrelang voll Realismus (aus Gründen sozialer Psychologie und der öffentlichen Sicherheit) diese Etablissements akzeptiert und „tolerant" (eine französische Bezeichnung für das Bordell ist „maison de tolérance") kontrolliert.

Das Vichy-Regime, das indessen wenig liberal war, hatte an der Gesetzgebung nichts verändert. Bouchard erzählt, daß es „im Gegenteil die Öffnung neuer Bordelle begünstigt hat. Marschall Pétain, der im 19. Jahrhundert geboren wurde, war der Mann der Kultur des Bordells und des Weins für den Soldaten. Die Truppe in Garnison oder auf dem Felde hat dringende sexuelle Bedürfnisse ..."

„Außerdem bringen sie (die Bordelle) dem Finanzminister viel ein... Man kann sie besteuern, ohne den Volkszorn fürchten zu müssen. Jeder kommt auf seine Kosten, sogar die Volksgesundheit, die diese Damen kontrolliert und die Tripper behandelt!"

In ihr Mäntelchen der Tugend gehüllt (obwohl gemunkelt wurde, sie sei eine ehemalige Prostituierte), hatte Marthe Richard, alias die „Mutter der Sittsamkeit", im Kontext der Abrechnung der Epoche überhaupt keine Mühe, ihr puritanisches Gesetz einzubringen, was den berühmten Schriftsteller Marcel Aymé, der den masochistischen und selbstmörderischen Charakter dieser Maßnahme anklagte, zu den Worten hinriß: „Die MRP (die christdemokratische Partei) geht allen auf die Nerven! Wie kann man die Bordelle schließen lassen!"

Genau das dachte auch der Kommissar Le Taillanter der weltzugewandten Brigade, der in einer weniger prosaischen und professionelleren Erklärung formulierte: „Das System der Abschaffung, das wir unterzeichnet haben, indem wir die Bordelle verboten und jegliche Gesundheits- und polizeiliche Kontrolle über die Prostituierten abschafften, führt zu einer doppelzüngigen Gesetzgebung und zu einer schäbigen Selbstgefälligkeit, die juristisch die Prostitution zuläßt, während sie gleichzeitig so tut, als bekämpfe sie ihre Nutzung."

Die unseligen Auswirkungen des Marthe-Richard-Gesetzes sind heute, fünfzig Jahre später, offenkundig: Entwicklung der wilden Prostitution ohne Gesundheitsüberprüfung, die einen wichtigen Träger für die ansteckenden Geschlechtskrankheiten und ganz besonders für Aids darstellt; Entwicklung der Kuppelei im Rahmen des Großverbrechertums; vermehrtes Verschwinden junger Mädchen durch Entführung; Entwicklung von Sexualverbrechen und beträchtliche Steuerverluste für den Staat. Bravo, Madame Richard, die wie alle Rechtdenkenden und sonstigen Weihwasserkessel-Frösche, die sie unterstützt haben, im (guten) Gewissen handelte, ihre Pflicht getan zu haben.

Die Gesetzgeber hätten gut daran getan, die Klassiker noch einmal zu lesen, in diesem Fall die Geschichte der Abschaffung der Bordelle, bevor sie dem Gesang der Sirenen des neuen Alkoholverbots nachgaben.

Weitersagen!

ANHANG

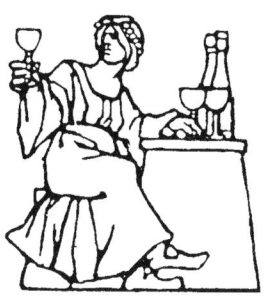

Anhang I

Die Koronarmortalität ist proportional zum Verzehr von gesättigten Fetten und Milchprodukten

Verhältnis zwischen der Koronarmortalität und dem Verzehr von gesättigten Fetten nach fünfzehnjähriger Beobachtungszeit

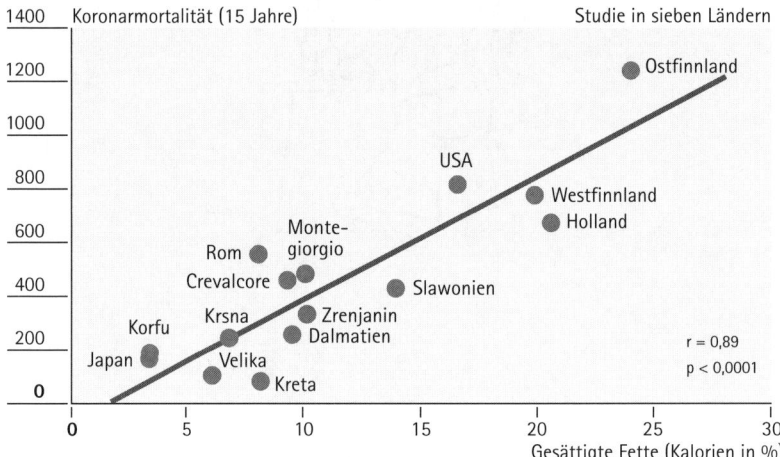

Verhältnis zwischen der Koronarmortalität und dem Verzehr von Milchprodukten

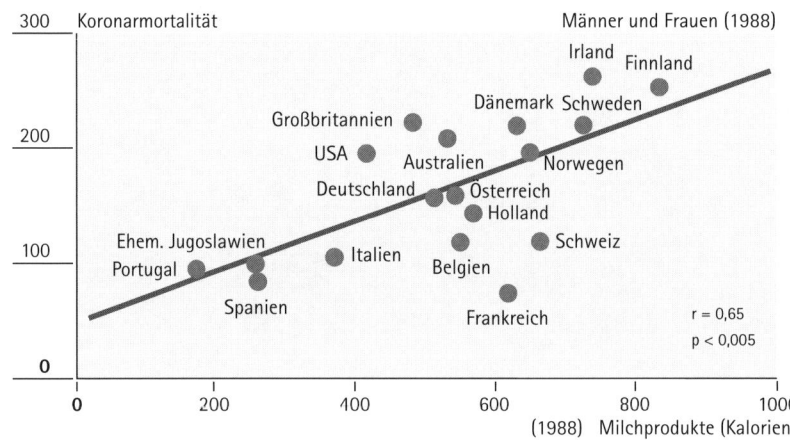

Anhang II

Koronarmortalität bei Frauen und Männern entsprechend dem Käsekonsum

Länder mit niedrigem oder hohem Käsekonsum können unterschiedslos eine niedrige oder hohe Koronarmortalität aufweisen.

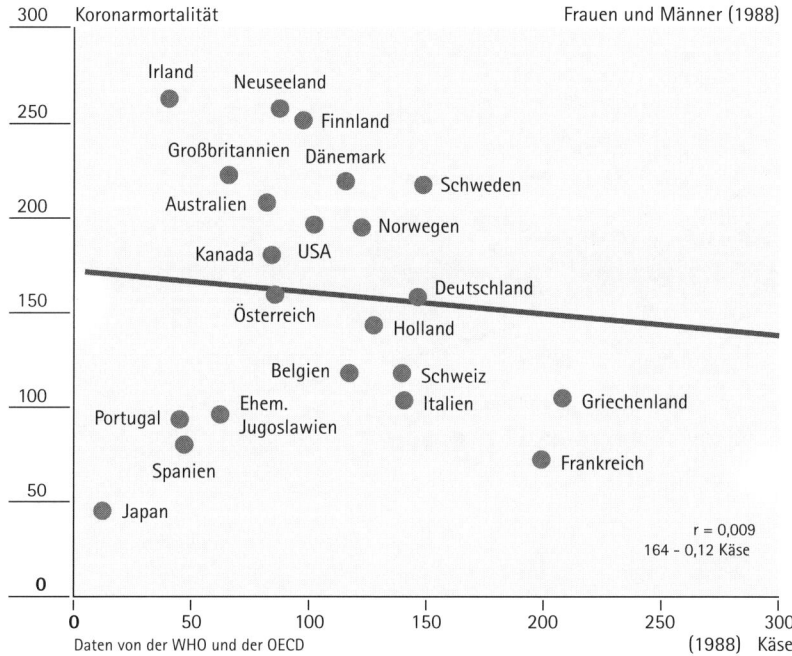

Daten von der WHO und der OECD

Anhang III

Verhältnis zwischen der Koronarmortalität (WHO, 1989)
und dem Verzehr von Gemüse, Obst und pflanzlichen Fetten
(OECD, 1979 - 1988)

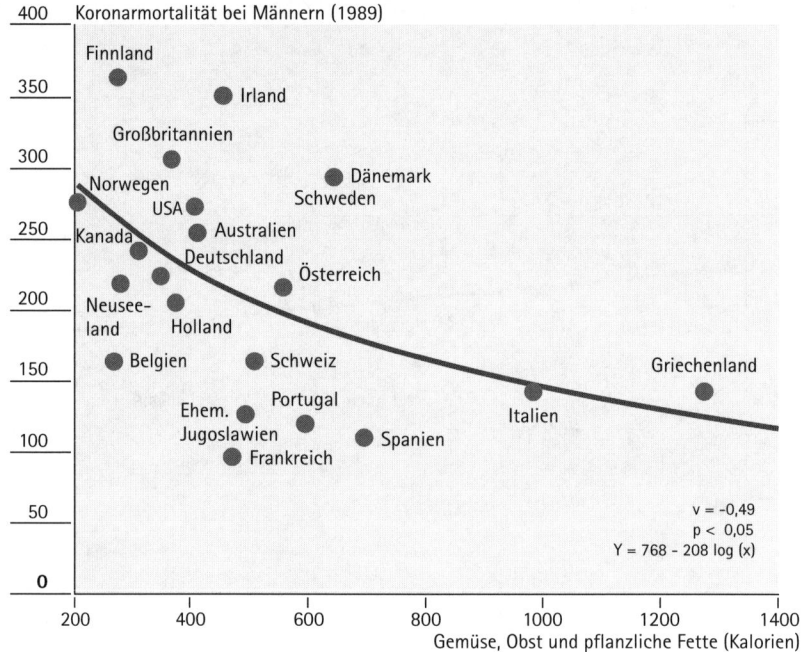

Anhang IV

Verhältnis zwischen der Koronarmortalität (WHO, 1989)
und dem Alkoholkonsum

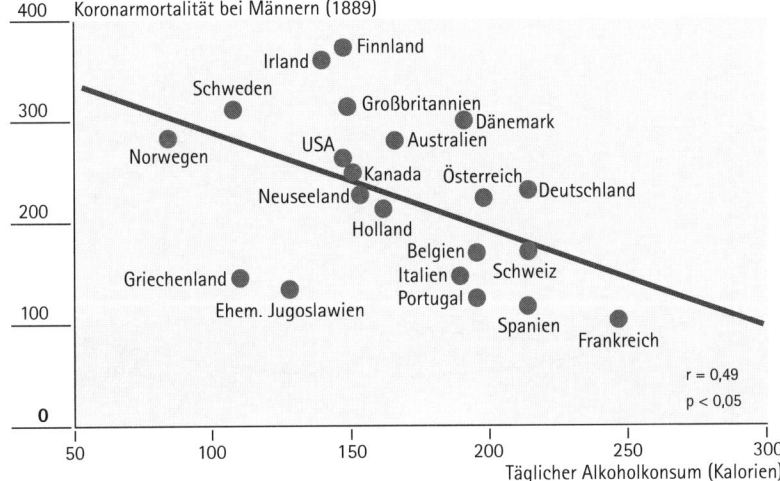

Verhältnis zwischen der Koronarmortalität und dem Weinkonsum
in den einundzwanzig Industrieländern, in denen mehr als 10 Kalorien pro Tag
in Form von Wein konsumiert werden

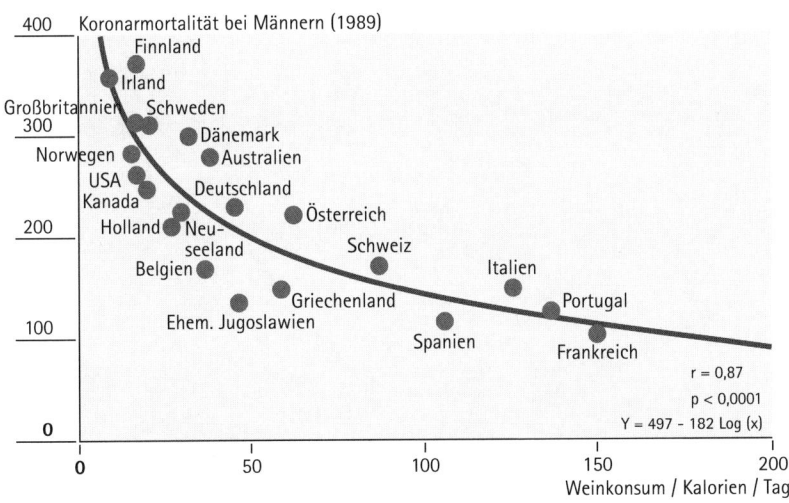

Anhang V

Verhältnis zwischen dem Alkoholkonsum und den
verschiedenen Ursachen der Mortalität bei 276.000 Amerikanern.
Bearbeitet von Bofetta und Garfinkel, 1990.

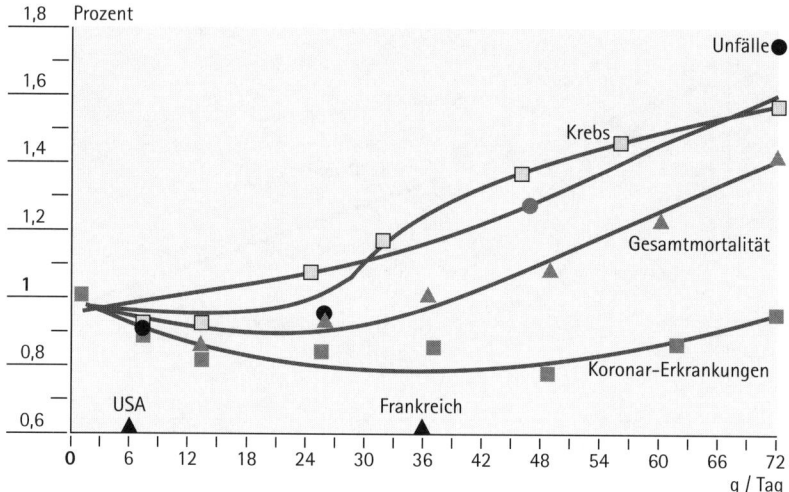

Relatives Mortalitätsrisiko im Verhältnis
zum Konsum alkoholischer Getränke

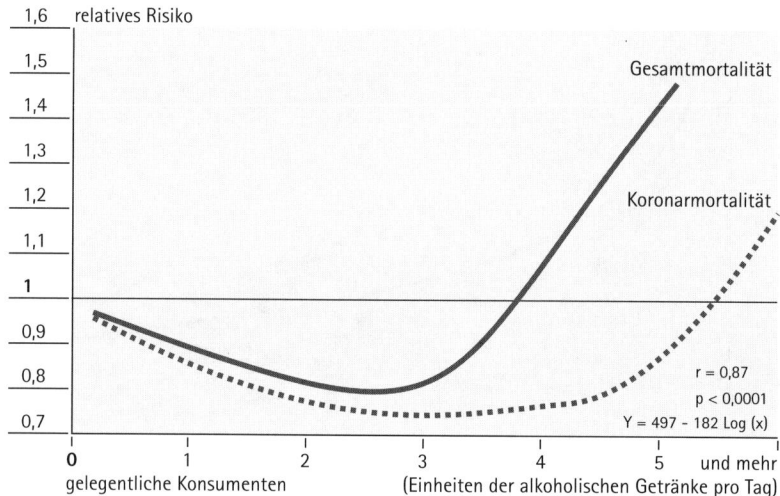

Anhang VI

Entwicklung des Alkoholkonsums
in vierzehn westlichen Ländern seit 1961 (in Liter)

	Spirituosen	Bier	Wein	Gesamtmenge des reinen Alkohols (in Liter)
Deutschland				
1961	2,12	101,6	12,2	7,4
1970	3,01	141,1	16,0	10,3
1980	3,05	145,7	25,5	11,4
1990	2,33	143,1	26,1	10,6
1994	2,40	139,6	22,6	10,3
Schweiz				
1961	1,58	68,5	36,7	9,6
1970	1,94	70,5	41,9	10,7
1980	2,05	69,5	47,5	10,8
1990	1,78	69,8	49,4	10,8
1994	1,55	64,3	44,3	9,7
Österreich				
1961	2,15	77,3	20,8	8,5
1970	1,40	98,7	34,6	10,6
1980	1,59	101,9	35,8	11,0
1990	1,51	121,3	35,0	10,4
1994	1,4	117,0	31,0	9,8
Luxemburg				
1961	1,12	118,6	32,7	8,6
1970	1,73	127,0	37,0	10,0
1980	1,69	114,4	48,2	10,9
1990	1,57	121,4	58,2	12,2
1994	1,60	122,9	60,5	12,5
Belgien				
1961	0,72	115,4	8,6	6,5
1970	1,32	132,4	14,2	8,9
1980	2,37	131,3	20,6	10,2
1990	1,20	120,7	24,9	9,9
1994	1,20	101,6	24,0	9,0

	Spirituosen	Bier	Wein	Gesamtmenge des reinen Alkohols (in Liter)
Frankreich				
1961	2,17	37,2	126,1	17,7
1970	2,30	41,2	109,1	16,2
1980	2,50	44,3	91,0	14,9
1990	2,49	41,5	72,7	12,6
1994	2,49	40,0	63,0	11,4
Griechenland				
1961	–	5,3	41,9	5,3
1970	–	9,4	40,0	5,3
1980	3,5	26,3	44,9	10,2
1990	2,7	39,8	32,8	8,6
1994	2,7	42,0	33,8	8,9
Italien				
1961	1,2	6,1	108,2	12,3
1970	1,8	11,3	113,7	13,7
1980	1,9	16,7	92,9	13,0
1990	1,0	25,1	62,5	9,2
1994	0,9	26,2	58,5	8,7
Japan				
1961	–	12,9	–	0,5
1970	1,07	28,1	0,32	4,6
1980	1,83	37,5	0,55	5,4
1990	2,20	52,3	1,09	6,5
1994	2,0	57,3	1,10	7,0
Niederlande				
1961	1,19	26,4	2,34	2,8
1970	2,09	57,4	5,15	5,7
1980	2,72	86,3	12,85	8,9
1990	1,98	87,7	14,54	8,1
1994	1,77	86,6	14,54	7,9
Portugal				
1961	–	4,9	99,3	12,2
1970	0,5	13,3	72,5	9,9
1980	0,9	37,9	68,7	11,0
1990	0,8	65,1	50,0	10,1
1994	0,8	77,1	50,7	10,7

	Spirituosen	Bier	Wein	Gesamtmenge des reinen Alkohols (in Liter)
Spanien				
1961	–	13,3	52,5	7,0
1970	2,3	38,5	61,5	11,6
1980	3,2	53,4	64,7	13,6
1990	2,7	71,9	37,4	10,8
1994	2,5	66,2	32,2	9,7
Schweden				
1961	2,46	36,8	3,58	4,1
1970	2,64	57,5	6,37	5,8
1980	2,74	47,2	9,54	5,7
1990	1,72	59,8	12,24	5,5
1994	1,50	64,2	12,60	5,3
Großbritannien				
1961	0,80	89,2	1,82	4,5
1970	0,94	103,0	2,89	5,3
1980	1,78	118,3	7,19	7,3
1990	1,71	109,5	11,56	7,6
1994	1,56	102,3	12,65	7,5
USA				
1961	2,08	56,9	3,55	5,1
1970	2,87	70,0	4,97	6,7
1980	3,07	92,0	7,87	8,2
1990	2,29	90,8	7,69	7,4
1994	1,96	85,2	6,00	6,6

Anhang VII

DIE MEDIZINISCHE WEINKARTE nach Dr. Maury (1988)

Alsace	Bluthochdruck
Enjou doux	Verstopfung
Bandol	Arthrose
Barsac	Gastralgie (Magenkrampf)
Beaujolais	Mikrobielle Infektionen
	Demineralisation
Blancs de Blanc	Rheumatismus
Bordeaux rouges	Diabetes
	Fettleibigkeit
Cassis	Arthrose
Champagne brut	Rekonvaleszenz (Genesungszeit)
	Demineralisation
	Entgiftung
	Verdauungstrank
	Bluthochdruck
	Herzinfarkt
Corbières	Allergien
	Arthrose
Ière Côtes de Bordeaux	Demineralisation
	Grippe (Vorbeugung)
Côtes de Nuits	Rekonvaleszenz
Côtes du Ventoux	Allergien
	Arthrose
Crépy	Harnsteine
	Gicht
	Rheumatismus

Gros plan	Cellulitis
Listrac	Mikrobielle Infektionen
Lirac	Arthrose
Médoc	Arteriosklerose
	Enterokolitis
	Mikrobielle Infektionen
	Magenträgheit
	Fieberrheumatismus
Minervois	Arthrose
	Allergien
Muscadet	Cellulitis
	Diurese (Harnausscheidung)
Pouilly	Acidose
	Diurese
	Urikämie
Ripaille	Harnsteine
Riesling	Diabetes
	Fettleibigkeit
St Emilion	Arteriosklerose
St Estèphe	Mikrobielle Infektionen
Sancerre	Acidose
	Diurese
	Urikämie
Seyssel	Gicht
Sauternes	Gastralgie
Sylvaner	Fettleibigkeit
	Rheumatismus
Tavel	Arthrose
Vouvay	Verstopfung

Anhang VIII

WEINTHERAPEUTISCHES ARZNEIBUCH
von Dr. Eylaud (1934)

Indikation von Bordeaux-Weinen

1. KREISLAUFSYSTEM

Anämie und Chlorose (Bleichsucht): Rotweine: Médoc, Graves, Saint-Emilion, Pomerol. Zwei Gläser Bordeaux zu jeder Mahlzeit.

Herzleiden: unter geringen Schwächen leidende Kranke: 1/2 Liter täglich. Junge Rotweine: Graves oder einfacher Tischwein.

Arteriosklerose: Bluthochdruck: trockene Weißweine: Graves und Entre-Deux-Mers, zur Hälfte mit Wasser vom Typ Vittel, Evian, Badoit aufgefüllt, 1/2 Liter alle 24 Stunden.

Hämorrhagie (Blutung): Weißweine: Sauternes, Sainte Croix du Mont, nach Belieben mit kohlensäurehaltigem Wasser vom Typ Perrier verdünnt.

Ohnmachtsanfall: Pure Weißweine: Sauternes, Sainte Croix du Mont,
oder als Arzneitrank:

Weißwein	125 g
Zuckersirup	25 g
Zimttinktur	8 g
Koffein	1 g
Na-Benzoat zum Auflösen.	

Einen Eßlöffel alle fünf Stunden.
Wenn der Kranke ohne Bewußtsein ist, kann ihm Wein intravenös oder über einen Einlauf verabreicht werden: 1/2 Liter viermal alle 24 Stunden, jedes Mal mit 20 Tropfen Laudanum.

2. VERDAUUNGSAPPARAT

Verstopfung:
liebliche Weißweine mit einem hohen Glyceringehalt: Sainte Croix du Mont. Drei Gläser Weißwein täglich.

Durchfall: junger Rotwein mit einem hohen Tanningehalt: Saint-Emilion. Oral oder als Einlauf nach Verdunstung des Alkohols durch Erhitzen.

Entzündung der Dünndarmschleimhaut: Einläufe mit allen Bordeaux-Rotweinen, die ziemlich lange erhitzt wurden, jeweils 1/2 Liter.

Verdauungsstörungen:
a) atonisch, hypochloridrisch.
 1. als Appetitanreger: 50 g Graves blanc.
 2. als Nährstofflieferant: 80 Zentiliter zu jeder Mahlzeit, pur oder mit neutralem Wasser.
 3. zur Förderung der Verdauung: 50 g Sainte Croix du Mont oder Likörwein nach den Mahlzeiten (mittags und abends).

b) hyperchlorhydrisch, hyperästhetisch.
 Sehr wenig Wein – mit Vorsicht verabreichen.
 Graves blanc und alkalisches Wasser: Vichy – Pougues usw.

Erbrechen: weiße Schaumweine der Gironde nach Champagnerart – Glacés.

Leberleiden – Gallensteine: Graves und Entre-Deux-Mers, gemischt mit alkalischem Wasser: 10 g Alkohol pro Liter Wein und pro Kilo; d. h. bei einem Mann mit einem Körpergewicht von 70 kg = 78 Zentiliter 10 %-igen Weins.

Zirrhosen: völlig darauf verzichten oder mit Vorsicht junge Rot- oder Weißweine verabreichen, die bei regelmäßigen Alkoholkonsumenten möglichst mit Wasser verdünnt sein sollten.
 Nicht vergessen, daß Zirrhosen nicht nur auf Alkoholkonsum zurückzuführen sind (Syphilis, Tuberkulose usw.).

Leberinsuffizienz: sämtliche jungen Bordeaux-Weine, die mit neutralem Wasser verdünnt zum Essen verabreicht werden, oder fünfzehn Zentiliter vor den Mahlzeiten (mittags und abends).

Atmungssystem: wenn man insgesamt eine anregende Wirkung erzielen möchte: Saint-Emilion als Glühwein und Sauternes. Wenn man eine kräftigende Wirkung erzielen möchte: Médoc, Graves.

Grippe: Saint-Emilion als süßer Glühwein (mit Zucker), Sauternes mit Selterswasser.

Pneumonie (Lungenentzündung) und Bronchopneumonie: siehe Grippe.
 Bei Kindern warme Rotweinbäder (mit einfachem Tischwein).

Rippenfellentzündung: in der anfänglichen Fieberphase wie bei Grippe, in der Rekonvaleszenz: Graves rouges und Médoc.

Tuberkulose: in torpidem Zustand und bei einem guten Magen: Saint-Emilion. In akutem Zustand und bei einem empfindlichen Magen: Médoc, Graves rouges, Sauternes, in kleinen Mengen nach den Mahlzeiten.

Lungenabszeß: intravenöse Injektionen.

3. HARNSEKRETIONSTRAKT

Akute Nierenentzündung: insgesamt darauf verzichten. Bei leichter Albuminurie junge Rotweine: Médoc, Graves, die leicht mit alkalischem Wasser gemischt werden.

Chronische Nierenentzündung: Rotwein in kleinen Mengen: Pomerol, Graves, Médoc, und alkalisches Wasser. Weißwein: Graves, Entre-Deux-Mers, und alkalisches Wasser.

Nierensteine: einfacher junger Weißwein mit einem niedrigen Alkoholgehalt: Entre-Deux-Mers, und harntreibendes Wasser: Vittel, Evian.

Harnröhrenentzündung: junger Weiß- oder Rotwein mit einem niedrigen Alkoholgehalt und mit alkalischem Wasser gemischt. Graves, Entre-Deux-Mers. Als Harnröhren-Injektionen.

Rotwein	50 g
destilliertes Rosenwasser	100 cm^3
oder Rotwein	150 cm^3
reines Tannin	1 g

Bei Vaginalinjektionen die Tanninmenge verdoppeln.

Kolibazillose: junger Rotwein, der mit neutralem Wasser verdünnt wird: Médoc, Graves. Weißwein: Graves, Entre-Deux-Mers 50 cm3, dreimal täglich, bei Bedarf pur.

Fieberausbruch: vor allem Sauternes mit Selterswasser oder Saint-Emilion als Glühwein mit Zitrone und Zimt, 125 cm3, viermal alle 24 Stunden.
  Bei Kindern ab sieben Jahren die halbe Menge, bei Kindern ab drei Jahren 1/2 der Menge.

Malaria: Wein mit Chinarinde, 50 g Chinarinde pro Liter Wein, Saint-Emilion, Médoc oder Pomerol, 100 – 200 cm^3 pro Tag zwischen den Mahlzeiten, auf drei Male verteilen.

4. ERNÄHRUNGSKRANKHEITEN

Arthritis: trockene Weißweine: Graves, Entre-Deux-Mers, und alkalisches Wasser, zum Essen.

Fettleibigkeit: Médoc, Graves, Entre-Deux-Mers, trocken, rot oder weiß, zum Essen. Normale Nahrungszufuhr.

Rheumatismus: in infektiöser Form: sämtliche Rotweine in geringen Mengen; in arthritischer Form: trockene Weißweine mit einem niedrigen Alkoholgehalt: Graves, Entre-Deux-Mers, und alkalisches Wasser. In den Fieberphasen darauf verzichten.

Diabetes: 35 Zentiliter pro Tag, junger Wein: Médoc, Graves, und harntreibendes Wasser.

Gicht: (abgesehen von Anfällen) Graves (trockener Weiß- oder Rotwein), mit Wasser gemischt. Leichter Médoc und alkalisches Wasser.

5. DURCH WASSER VERURSACHTE KRANKHEITEN

Typhus und ähnliches Fieber: Mischung aus Weißwein und Limonade. Sämtliche Bordeaux-Weißweine. Mischung aus Rotwein und Brühe. Sämtliche Bordeaux-Rotweine.
 Einläufe mit 1/2 Liter Rotwein (7 - 8 % Alkoholgehalt), mit einer Temperatur von 40°C, morgens und abends.

Ruhr: sämtliche Bordeaux-Rotweine, über die Nahrung oder als Einlauf.

Cholera: alte Rotweine: Saint-Emilion oder Sauternes-Weißweine. Vor allem bei Kollaps und bedenklicher Adynamie.
 Bei Bedarf Bäder oder Einläufe.

Vergiftungen: Sauternes-Weißweine gegen die Bewußtlosigkeit.
Bordeaux-Rotweine als Gegengift.
Bei chronischer Alkoholvergiftung auf sämtliche Weine verzichten.
Bei Säuferwahnsinn mit Vorsicht verabreichen.

6. DAHINSIECHEN, APPETITLOSIGKEIT, KACHEXIE

Sauternes-Weine und Sainte Croix du Mont, denen Phosphorsäure, Arsen, Koka, Chinarinde, Brechnuß, Kolanuß, Matestrauchblätter, Strychnin, Koffein, Enzian, Condurango usw. zugesetzt werden kann, 1/2 Liter bei Erwachsenen alle 24 Stunden, auf zwei Male verteilt.

Saint-Emilion-Weine und alter Médoc mit den gleichen oben aufgeführten Arzneimitteln. 1/3 Liter vor dem Essen, auf drei Male verteilt.

7. VITAMINMANGELKRANKHEITEN

Skorbut: sämtliche Bordeaux-Weine bei normaler Nahrungszufuhr, zu Beginn in kleinen Mengen.

Beriberi: siehe Skorbut.

Pellagra: siehe Skorbut.

Schwangerschaft: sämtliche Bordeaux-Rotweine, möglichst alt und mit normalem Wasser verdünnt. Mineralstoff- und zuckerreiche Weine bevorzugen.

8. NERVENKRANKHEITEN

Übererregung: auf Wein verzichten.

Melancholische Depression: Weißweine: Sauternes, Sainte Croix du Mont zu Beginn und Bordeaux zum Schluß der Mahlzeit.

9. HAUTKRANKHEITEN

Bei arthritischen Ursachen siehe Arthritis.
Bei Verbrennungen, infizierten Wunden, geschwüriger Follikulitis, Furunkeln, geschwürigem Ekthym, Krampfadergeschwüren, Verbänden:

Formel:

aromatische Substanzen	100 g
Wundtinktur	100 g
Rotwein	1 000 g

Krebs: sämtliche Bordeaux-Rotweine wie bei Kachexie ohne bestimmte Ursache, außer bei Magenkrebs.

Chirurgische Fälle: sämtliche mineralstoffreichen Rotweine: Saint-Emilion, Médoc, ohne sie zu klären. Bei Frakturen und der Knochenchirurgie allgemein ziemlich große Mengen verabreichen.

Rekonvaleszenz: Bordeaux-Weißweine als Aperitif: 30 cm^3 1/2 Stunde vor den Mahlzeiten (mittags und abends).
Bordeaux-Rotweine zum Essen, 1/2 Liter pro Mahlzeit bei Erwachsenen.
Sainte Croix du Mont-Weißweine als Verdauungstrank nach den Mahlzeiten (mittags und abends): 30 cm^3.

Anhang IX

Die größten Weinbauländer

Land	Weinproduktion in 1000 hl					Weinanbaufläche in 1000 ha				
	1981-85	1986-90	1992	1993	1994	1981-85	1986-90	1992	1993	1994
Europa	261956	227566	232272	198475	189784	6930	6024	5730	5546	5452
Italien	72146	60226	68686	62068	59276	1215	1073	1007	979	956
Frankreich	67462	65344	65401	53285	54460	1094	995	948	940	929
Spanien	33964	33656	33832	26507	18954	1622	1508	1381	1381	1280
UDSSR (ehem.)	34439	18140				1335	888			
Russland			7000	7500	7000			127	118	103
Moldavien			2950	3370	3370			167	194	186
Ukraine			2190	1750	1130			171	164	165
Deutschland	9799	10915	13482	9667	10180	101	101	107	106	106
Portugal	9076	8455	7608	4607	4576	369	385	360	360	360
Rumänien	8700	7502	4707	5839	5370	302	262	252	251	252
Jugoslawien (ehem.)	6125	5887	5700			242	227			
Restjugoslawien				2038	3058			89	89	90
Kroatien				2081	2550			56	57	53
Slowenien				893	823			23	23	23
Griechenland	5002	4337	4036	3378	3051	192	164	138	139	137
Ungarn	4985	1062	3878	3644	3694	157	142	135	132	132
Bulgarien	4361	3261	2110	1850	1300	168	139	137	117	113
Österreich	2867	2854	2588	1865	2647	59	58	58	57	57
Schweiz	1311	1280	1239	1156	1190	14	14	15	15	15
CSFR (ehem.)	1301	1200	1300			46	46	42		
Tschechien				588	517				10	10
Slowakei				704	686				24	26
Albanien	220	239	118	89	96	12	16	6	6	5
Luxemburg	159	165	300	o. A.	o. A.	1	1	2	1	1
Malta	19	20	29	29	29	1	1	4	4	4
andere Länder	20	3023	5418	5570	5857	0	8	505	485	451
Afrika	10750	10128	11306	10622	9992	411	383	369	349	350
Südafrika	8649	8572	9997	9162	8664	104	105	101	102	103
Algerien	1010	687	410	650	500	190	120	100	83	82
Ägypten	15	20	24	24	24	25	45	58	58	58
Madagaskar	50	77	87	86	86	o. A.	o. A.	2	2	
Marokko	392	431	435	332	400	47	49	50	50	
Tunesien	578	299	330	345	294	32	30	29	25	
andere Länder	56	42	23	23	24	13	34	29	29	37

noch: Die größten Weinbauländer

Land	Weinproduktion in 1000 hl					Weinanbaufläche in 1000 ha				
	1981–85	1986–90	1992	1993	1994	1981–85	1986–90	1992	1993	1994
Amerika	52334	45499	41332	40682	44477	946	856	792	783	777
Argentinien	20463	18836	14350	14470	18173	314	259	209	205	207
USA	17710	17121	16540	15846	16175	337	319	319	324	310
Chile	6600	4103	3165	3806	3598	122	115	121	112	114
Brasilien	4005	2918	3584	2689	3020	61	59	60	60	60
Uruguay	710	795	804	1070	709	15	18	12	12	11
Kanada	470	386	337	249	250	15	13	6	6	6
Mexiko	2228	1183	2422	2422	2422	59	54	46	48	50
Peru	90	98	80	80	80	13	9	9	7	10
Bolivien	16	19	20	20	20	4	3	4	4	4
andere Länder	42	40	30	30	30	6	7	6	5	5
Ozeanien	4525	4927	5001	4943	6279	73	64	67	69	74
Australien	4025	4463	4585	4618	5874	67	59	61	63	67
Neuseeland	500	464	416	325	405	6	5	6	6	7
Asien	3997	4648	4793	5421	5208	1463	1400	1391	1339	1363
China	1502	2734	3100	3500	3600	34	129	139	142	149
Zypern	932	667	645	850	485	39	30	23	21	20
Japan	781	542	503	510	540	29	27	26	25	25
Türkei	390	290	264	263	265	794	630	580	567	567
Indien						92	20	34	35	37
Irak						34	52	55	55	45
Iran						186	224	227	229	250
Israel	190	190	124	127	127	9	6	5	5	5
Libanon	50	82	150	165	185	19	28	29	30	30
Syrien	8	5	6	5	5	106	112	109	66	67
Jordanien	5	4	1	1	1	1	6	5	4	5
andere Länder	139	134	0	0	0	120	136	159	180	163
Weltweit	333552	292758	294704	260143	255740	9825	8727	8349	8086	8016

Angaben incl. Schaumwein und Perlwein, Quelle: OIV und ÖWM 1996

INHALTSVERZEICHNIS

Vorwort 7

Einleitung 11

KAPITEL I: Der Wein: Grundlage unserer Kultur 15
    I Der Wein in der Mythologie 17
    II Der Wein in der jüdisch-christlichen Welt 20
    III Der Wein und der Islam 24

KAPITEL II: Das Weintrinken im Laufe der Zeitalter 27
    I Der Wein in Ägypten 28
    II Der Wein in Griechenland 28
    III Der Wein in Rom 30
    IV Der Wein in Gallien 32
    V Der Wein im westlichen Europa des Mittelalters
      (476-1453) 35
    VI Der Wein im Frankreich und westlichen Europa des
      15. bis 17. Jahrhunderts 38
    VII Der Wein während der Französischen Revolution ... 42
    VIII Der Wein im Frankreich und westlichen Europa
      des 19. Jahrhunderts 43
    IX Der Wein im Frankreich und westlichen Europa
      des 20. Jahrhunderts 45

KAPITEL III: Der Weg von der Weinrebe bis zum Endprodukt ... 51
    I Wein, das Produkt eines bestimmten Gebietes 52
      A Boden 52
      B Klima 53
    II Die Weinrebe 54
      A Die verschiedenen Teile der Weinrebe
        1. Der Rebstock 54
        2. Die Ranke 55
        3. Die Rappe 55

	4. Das Weinblatt	55
	5. Die Weinbeere	55
B	Die Rebsorten	56
III	Der Mensch	59
A	Die Arbeit des Winzers (Weinbau)	59
•	Der biologische Weinbau	62
•	Der biodynamische Weinbau	63
B	Der Önologe	63
•	Die Weinbereitung	64
•	Weinpflege	66
•	Biologische Weine	68
IV	Der Weinkonsum	68
	1. Weinkonsum in Frankreich	68
	2. Weinkonsum bei den über Vierzehnjährigen	69
	3. Wein und Lebensmittelausgaben	71
	4. Geographische Verteilung der Konsumenten	72
	5. Warum trinken einige Personen weniger Wein?	72
	6. Zukunftsaussichten	73
	7. Die weltweite entwichlung des Weinkonsums	74
KAPITEL IV:	**Wein ist ein Lebensmittel!**	**77**
I	Nährstoffzusammensetzung des Weins	78
A	Eiweiße	78
B	Kohlenhydrate	79
C	Lipide	79
D	Ballaststoffe	79
E	Wasser	80
F	Alkohol	80
G	Mineralsalze	81
H	Spurenelemente	81

I Vitamine	82
J Polyphenole	83
K Mineralsäuren	83
L Andere Stoffe	83
II Ist Wein ein Kräftigungsmittel?	83
III Wein in Verbindung mit Sport	85
IV Macht Wein dick?	88
• Wein liefert doch Energie!	88

KAPITEL V: Seit der Antike ist der Wein ein Medikament ... 91
    A Im antiken Griechenland ... 92
    B In Rom ... 94
    C In biblischen Zeiten ... 95
    D Im Mittelalter ... 95
    E In der Renaissance ... 97
    F Seit dem Jahrhundert der Aufklärung ... 99
    G Im 19. Jahrhundert ... 100
    H Im 20. Jahrhundert ... 103

KAPITEL VI: Wein als bester Schutz vor Herz-Kreislauf-Erkrankungen . 106
    I Das Französische Paradoxon ... 108
    II Alkohol und Gesundheit ... 113
    III Die wohltuenden Wirkungsmechanismen des Weins ... 120
    A Schutz vor Herz-Kreislauf-Erkrankungen ... 120
    1. Die Wirkung des Alkohols ... 120
        a Die Wirkung des Alkohols auf das Blut ... 121
        b Die Wirkung des Alkohols auf Insulin ... 125
        c Wirkung des Alkohols auf Hormone ... 126
        d Wirkung des Alkohols auf die Blutgerinnung ... 126
    2. Wirkung des Alkohols auf die Gefäße ... 128

- B Polyphenole 129
- 1. Einteilung 129
- 2. Die Schutzmechanismen der Polyphenole bei Herz-Kreislauf-Erkrankungen 130
  - a Schutz der Kapillargefäße 130
  - b Schutz des Kollagens 130
  - c Die starke antioxydierende Wirkung der Polyphenole 130
  - d Die positive Wirkung der Polyphenole auf die Blutplättchen 131
  - e Die Polyphenolkonzentration des Weins 132
- C Glyzerin 132
- D Ballaststoffe 133
- E Aspirin 133

KAPITEL VII: Die übrigen positiven Eigenschaften des Weins 135
- I Die Wirkung des Weins gegen Infektionen 137
  - 1. Bakterizide Wirkung 137
  - 2. Die Wirkung des Weins gegen Viren 138
  - 3. Die Wirkung des Weins gegen Karies 139
- II Die antiallergische Wirkung des Weins 139
- III Wein ist der beste Verdauungstrank 140
  - 1. Wirkung auf den Magen 140
  - 2. Wirkung auf die Gallenblase 141
  - 3. Wirkung auf die Bauchspeicheldrüse 141
  - 4. Wirkung auf den Dünndarm 141
  - 5. Wirkung auf den Grimmdarm 142
- IV Wein und Übergewicht 142
- V Anti-ionisierende Wirkung des Weins 142
- VI Wein verlangsamt den Alterungsprozeß 143
- VII Bessere Eisenabsorption 145

    VIII Wirkung des Weins gegen Krebs 145

    IX Wein wirkt am besten gegen Streß 146

    X Wohltuende Wirkung des Weins
        auf das Gefäßsystem des Gehirns 148

KAPITEL VIII: Die Gefahren übertriebenen Weinkonsums 151

    I Der Alkohol-Stoffwechsel 151

    II Die widernatürlichen Wirkungen
       des Alkoholmißbrauchs auf den Stoffwechsel 155

        a Auswirkungen auf den Blutzucker 155

        b Auswirkungen auf den Diabetes 155

        c Auswirkungen auf das Muskelsystem 156

        d Auswirkungen auf das Immunsystem 156

        e Auswirkungen auf das Herz-Kreislauf-System 157

        f Auswirkungen auf den Verdauungsapparat 159

        g Auswirkungen auf den Harnsäurespiegel 160

        h Auswirkungen auf die endokrinen Drüsen 161

        i Auswirkungen auf die Aufnahme der Mikronährstoffe ... 162

    III Alkoholmißbrauch und neurologische Störungen 163

        a Anstieg von Kopfschmerzen 163

        b Risiken von HNO-Störungen 163

        c Auswirkungen auf die Nerven 163

        d Auswirkungen auf die Aufmerksamkeit 163

    IV Psychische Störungen bei Alkoholmißbrauch 164

    V Wechselwirkung zwischen Wein und Medikamenten 165

        a Hemmende Wirkungen 165

        b Die Interferenz von Medikamenten mit dem Alkohol 166

    VI Die karzinogene Wirkung des Alkohols 168

    VII Wein und Schwangerschaft 169

      • Wein und Stillen 171

KAPITEL IX: Der Alkoholismus 173

  I Die Symptome 175
  II Verbreitung des Alkoholismus 176
  III Gibt es eine Erblichkeit im Alkoholismus? 178
  IV Der Mechanismus der Alkoholabhängigkeit 180
    A Die physische Abhängigkeit 182
      a Die biologischen Faktoren 184
      b Die genetischen Faktoren 186
    B Charakterliche Faktoren 186
    C Diagnostik der Alkoholabhängigkeit 188
    D Die Gefahr der harten Alkohole (Spirituosen) 191
  V Die Behandlung des Alkoholismus
  • Verstehen, was Alkoholismus ist. 193

KAPITEL X: Die Erziehung zum „richtigen Trinken" 199

  I Die Gefahr für die Jugend 201
  II Die Verantwortlichen 203
  III Die neue Prohibition 208
  IV Argumente gegen den Wein 209
  V Die Erziehung zum richtigen Trinken 214
  VI Das „richtige Trinken" in der Familie 216

  • Schlußfolgerung 218

ANHANG 221

WEITERE INFORMATIONEN

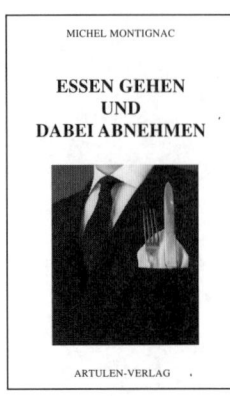

MICHEL MONTIGNAC

ESSEN GEHEN UND DABEI ABNEHMEN

In Frankreich verursachten Michel Montignacs Betrachtungen zu Diät und Ernährung eine Revolution. Denn er widerlegte eine ganze Reihe von Irrtümern und Mythen über das Abnehmen. Kein Wunder, daß sein Buch *Comment maigrir en faisant des repas d'affaires* europaweit zu einem Bestseller wurde. Die deutsche Ausgabe ist bereits 1993 im ARTULEN-VERLAG erschienen.

Auch Sie können in diesem Buch erfahren, wie man nach Lust und Laune im Restaurant essen und dennoch abnehmen kann. Sie werden staunen, wie leicht Sie Ihre überflüssigen Pfunde loswerden, ohne Kalorien zu zählen oder gar zu hungern.

Und was noch wichtiger ist: Sie werden lernen, Ihr neues Gewicht auch zu halten. Fast nebenbei fühlen Sie sich physisch und psychisch so wohl wie schon lange nicht mehr. Denn Sie gewöhnen sich an, nur noch gesund zu essen. Dabei verlangt MONTIGNAC nicht, daß Sie sich kasteien. Im Gegenteil: Hin und wieder können Sie ohne Schuldgefühle nach Herzenslust schlemmen. Sie müssen weder auf Wein noch auf Schokolade verzichten.

Bedeutende französische Ärzte und medizinische Institute unterstützen Montignacs Methode, und zahlreiche Prominente - darunter Politiker und Leistungssportler - haben sie bereits erfolgreich angewandt. In seinem Heimatland unterrichtet der Autor in Seminaren gewichts- und gesundheitsbewußte Menschen aus aller Welt.

Sein Buch gilt vielen als Meilenstein in der Geschichte der Ernährungswissenschaft. Es liest sich leicht, vermittelt Spaß am Essen und ist das beste „Gegengift" gegen langweilige Mahlzeiten und herkömmliche Diäten. Zugleich dient es jenen Geschäftsleuten und Genießern, die fit bleiben wollen, ohne die kulinarischen Freuden des Lebens zu missen, als unerläßlicher Ratgeber. Es ist allen Gourmets gewidmet, die sich auf das „*savoir vivre*" verstehen.

Hardcover, mit zahlreichen Abbildungen

ISBN: 2-9062-3632-2
Preis: 49,80 DM sFr 49,80 öS 369.–

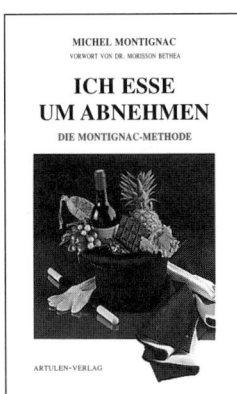

MICHEL MONTIGNAC
ICH ESSE
UM ABZUNEHMEN
DIE MONTIGNAC-METHODE

Nach jahrzehntelangen irrtümlichen und widersprüchlichen Diskussionen sind in der herkömmlichen Diätetik tiefgreifende Veränderungen im Gange.

Seit der Veröffentlichung der ersten französischen Ausgabe des Bestsellers *„Je mange donc je maigris"* im Jahre 1987 zählt Michel MONTIGNAC zu den führenden Köpfen der Ernährungsrevolution.

International bedeutende Ärzte haben ihn bei seinem Vorhaben unterstützt, das Grundprinzip der herkömmlichen Diätmethode zu widerlegen.

MONTIGNAC liefert den Beweis, daß eine Umstellung der Ernährungsgewohnheiten ausreicht, um eine Gewichtsabnahme zu erzielen.

Man versteht nun, warum die kalorienreduzierte Diätmethode ohne wissenschaftlichen Anspruch ist und wie sie letztlich einer Gewichtsabnahme entgegenwirkt. Mit Unterstützung der Ärzte liefert uns Michel MONTIGNAC die Erklärung, warum die Vitalität direkt von der Ernährung abhängt und wie man durch eine Umstellung der Ernährungsgewohnheiten seine physische und psychische Leistungsfähigkeit erhöhen kann.

Der Autor nimmt in diesem Buch eine Umorientierung der nunmehr berühmten MONTIGNAC-METHODE vor, indem er in der Anwendung seiner Ernährungsprinzipien noch weiter geht, insbesondere was Frauen betrifft.

Außer den speziellen Maßnahmen, die ergriffen werden sollten, um endgültig ein normales Körpergewicht zu erreichen, findet der Leser in diesem Buch eine Fülle von Ratschlägen, die über die richtige Auswahl der Nahrungsmittel dazu beitragen, jung, schön und gesund zu bleiben.

Ich esse um abzunehmen
Eine Aufforderung, die an den Leser ergeht.

ISBN: 3-930989-03-4
Preis: 29,80 DM sFr 29,80 öS 233.-

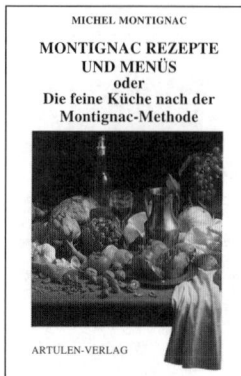

MICHEL MONTIGNAC

MONTIGNAC REZEPTE UND MENÜS
oder
Die feine Küche nach der
Montignac-Methode

Mit einer revolutionären Ernährungsmethode, die nunmehr seinen Namen trägt, hat Michel MONTIGNAC in den letzten Jahren die ruhige Welt der herkömmlichen Diätetik erschüttert.

Er hat die hoffnungslose Wirkungslosigkeit und die Gefahren restriktiver kalorienreduzierter Diäten angeprangert und aufgezeigt, daß eine einfache Umstellung der Ernährungsgewohnheiten das beste Mittel darstellt, um eine Gewichtsabnahme zu erzielen und eine größere Vitalität zu erlangen.

Dieses Buch „Rezepte und Menüs" ist somit eine notwendige Ergänzung der ersten Werke „Ich esse um abzunehmen" und „Essen gehen und dabei abnehmen", die zu internationalen Bestsellern wurden.

Wer sich bereits der Montignac-Methode verschrieben hat, erhält mit diesem Buch die Möglichkeit, sich mit den Prinzipien und der feinen Küche intensiver zu beschäftigen.

Die übrigen Leser werden erstaunt sein, ein Kochbuch vorzufinden, das nicht nur auf die regionale Kochkunst Wert legt und vom guten und genießerischen Essen handelt, sondern auch die Gesundheit miteinbezieht.

Außerdem werden sie zu Ihrer Verwunderung erfahren, daß Wein, Schokolade und Käse aus Rohmilch so außergewöhnliche Ernährungseigenschaften besitzen, daß sie nunmehr zum Verzehr empfohlen werden sollten, um eine Senkung des Cholesterinspiegels zu erreichen.

Zahlreiche Farbabbildungen

ISBN: 3-930989-00-X
Preis: 34.– DM sFr 34.– öS 265.–

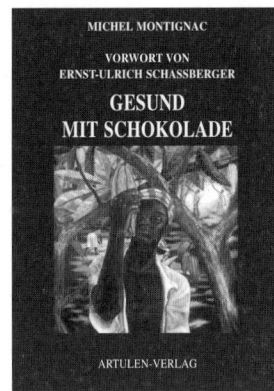

Gesund mit Schokolade
von Michel Montignac

Jeder mag Schokolade, doch es gibt viele, die diese Süßigkeit nur mit einem großen Schuldgefühl verzehren. Denn kein anderes Produkt ist so vorbelastet wie Schokolade.

Der Autor dieses Buches, dessen Werke *„Ich esse, um abzunehmen"* und *„Essen gehen und dabei abnehmen"* zu internationalen Bestsellern wurden, schildert die herkömmlichen Ansichten über ein Nahrungsmittel, das seit jeher für sämtliche Übel verantwortlich gemacht wird. Es hat sich jedoch herausgestellt, daß an den Anschuldigungen nichts Wahres dran ist.

Eingefleischte Knabberfans und sonstige Leckermäuler können sich freuen, denn neuere wissenschaftliche Untersuchungen haben zu einer völligen Rehabilitation dieses Produktes geführt.

Es wurde der Beweis erbracht, daß Schokolade sehrwohl als vollwertiges Nahrungsmittel anzusehen ist und daß sie sich zudem besonders günstig auf die Gesundheit auswirkt, da sie reich an Magnesium, Vitaminen, Spurenelementen ist und sogar eine Senkung des Cholesterinspiegels verursacht. Außerdem besitzt sie eine kräftigende, antidepressive und aphrodisische Wirkung...

In diesem Buch wird auf fesselnde Weise geschildert, wie es in den weit zurückliegenden Anfängen dieses Nahrungsmittels zu zahlreichen Meinungsverschiedenheiten zwischen den Schokoladen-Liebhabern, der Kirche und den Ärzten kam.

Anhand einer klaren und genauen Darstellung, die mit amüsanten Anekdoten gespickt ist und mit geschichtlichen und medizinischen Kommentaren untermauert wurde, erhält der Leser den endgültigen Beweis von der außergewöhnlichen Heilkraft dieses Lebensmittels, das „die Freuden der Näscherei und die Segnungen der Diätetik" wieder in Einklang bringt.

Nach der Lektüre dieses Buches werden sich diejenigen schuldig fühlen und schämen, die nicht regelmäßig Schokolade essen.

Hardcover,
zahlreiche s/w- und Farbabbildungen
ISBN: 3-930989-02-6
Preis: 39,80 DM sFr 39,80 öS 295.–

Die Montignac-Methode jetzt auch auf CD-ROM

Michel Montignac: Ich esse, um abzunehmen

Inwieweit stellt die Multimedia CD-ROM eine Ergänzung zu Michel Montignacs Bücher dar?

- Die Methode wird auf das persönliche Profil abgestimmt,
- der zu erzielende Gewichtsverlust wird individuell festgelegt,
- man wird tagtäglich bei der Zusammenstellung der Mahlzeiten unterstützt,
- man profitiert von einer absolut persönlichen Betreuung,
- der regelmäßige Kontakt via Bildschirm ermöglicht eine konsequente Durchführung der Methode.

Von Michel Montignac wurden innerhalb weniger Jahre mehrere Millionen Bücher verkauft, was auch Millionen Anhänger einer Ernährungsmethode, die die moderne Diätetik erschüttert hat, bedeutet.

Jetzt erreicht diese revolutionäre Ernährungsmethode durch CD-ROM eine neue Dimension. Michel Montignac erklärt hier die Bedeutung, die der Einsatz von Multimeda seiner Ansicht nach für die Montignac-Methode hat:

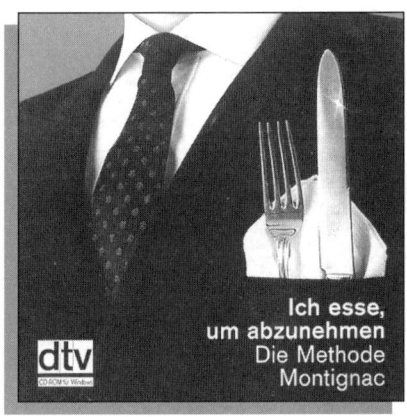

Die CD-ROM „Ich esse, um abzunehmen" ist überall im Buchhandel erhältlich:
dtv 52101, DM 49.-

ARTULEN-VERLAG: Warum stellen Sie Ihre Methode auf CD-ROM vor?

MICHEL MONTIGNAC: Weil es eine Grenze gibt, die das Buch allein nicht überschreiten kann. Durch die interaktive Darbietung bietet sich mir fortan die Möglichkeit, mit meinen Lesern zu kommunizieren und sie vor allem über Wochen hinweg zu begleiten, um über den erzielten Erfolg zu sprechen. Denn das Gewichtsproblem ist immer eine individuelle Angelegenheit.

oder direkt bei: **ARTULEN-VERLAG**
Luisenstraße 4
D-77654 Offenburg
Tel.: (0781) 948 18 83
Fax: (0781) 948 17 82

NEU: Montignac-Produkte im Handel

Ab sofort ...
Die erste Produktpalette der feinen Küche

auch hierzulande im Handel:

Michel Montignac hat eine Reihe von Produkten entwickelt, die speziell auf seine Methode abgestimmt sind, so daß die Grundprinzipien einer ausgewogenen Ernährung jeden Tag von denjenigen befolgt werden können, die sich einer gesunden Ernährungsweise verschrieben haben. Es handelt sich dabei um unverfälschte, ballaststoffreiche und ungezuckerte Produkte, die dem Organismus Kohlenhydrate mit einem niedrigen glykämischen Index – das Schlüsselwort der Montignac-Methode – zuführen.

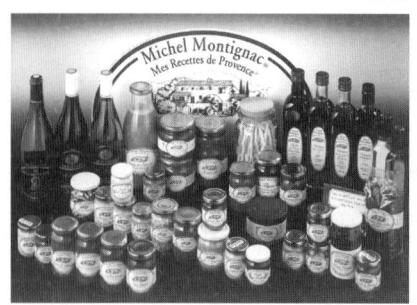

Diese Produktpalette, bei der ungesättigte Fette und der Verzicht auf Zucker im Vordergrund stehen, beruht auf der Wiederentdeckung des „vollen Korns". Tatsächlich sind sämtliche vom Organismus benötigten Nährstoffe im Weizenkorn enthalten (Vitamine, Mineralsalze, Spurenelemente, essentielle Fettsäuren, pflanzliche Proteine und Ballaststoffe). Doch durch die übertriebene Raffinierung des Mehls geht der größte Teil dieser Nährstoffe verloren, so daß nur noch Stärke übrigbleibt. Vollkornmehl ist demnach ein natürliches Rohmehl, das nicht nur sämtliche Nährstoffe enthält, sondern auch einen niedrigen glykämischen Index gewährleistet.

Diese erste Produktpalette der feinen Küche ist unter dem Namen „Michel Montignac" in etwa 400 Feinkostgeschäften, Diät- und Bioläden in Frankreich sowie in verschiedenen anderen Ländern erhältlich.

Dabei sind folgende Produkte besonders zu erwähnen:
- Vollkornbrötchen aus der Bäckerei,
- ungezuckerte Fruchtmarmelade aus 100 % Früchten,
- Vollkornteigwaren aus Hartweizen aus biologischem Anbau
- Bitterschokolade mit einem hohen Kakaoanteil (mindestens 70 %, damit die besonderen Ernährungseigenschaften der Schokolade erhalten bleiben),
- ballaststoffreiches, ungezuckertes Müsli,
- Kompott, Püree, Fruchtsaft, Soja, Dörrobst, Fruktose, Saucen, Gewürze ... unverfälscht hergestellt, ohne Zusatz von Konservierungsmitteln und Zucker.

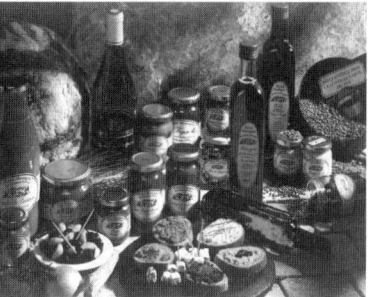

Erkundigen Sie sich, wo sich die nächste Verkaufsstelle befindet, in der Montignac-Ernährungsprodukte vertrieben werden.

Informationen erhalten Sie bei:

GHS
Gourmet-Großhandel
Winnender Straße 10
D-73667 Ebnisee/Schwäb. Wald
Telefon: 07184/292-102

Manuel & Cie
Ch. de l'Esparcette 5
CH-1023 Crissier
(Schweiz)

New-Diet S.A.
36, rue de l'Alma
B.P. 250
Telefon: 021/634 75 75
F-92602 ASNIERES Cedex
(Frankreich)

SEO mit Google Search Console

Webseiten mit kostenlosen Tools optimieren